U0397217

樂 府

·

心里满了，就从口中溢出

回到本源

经典中医启蒙对话录

李 辛

[法]克劳迪那·梅赫

———

著

北京联合出版公司
Beijing United Publishing Co.,Ltd.

作者简介

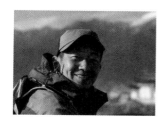

李辛

北京中医药大学学士，天津中医药大学心身医学硕士。

师从国家级名老中医宋祚民先生。

针药并用，心身同治，立足经典，学习历代诸家所长，取验于临床。

历任北京炎黄国医馆、北京平心堂中医师，瑞士自然医学工作者学会（ASCA-SWISS）继续教育老师，法国蓝之树学会理事。

曾在瑞士哥伦比亚预防医学中心、法国传统医学教学研究院、美国国立自然医科大学经典中医学院、日本希望之家疗育病院等机构交流讲学。

著有：

Traditional Chinese Medicine: Back to the Sources for a Modern Approach（2013，瑞士，英文版；2020，法国，法文版）

《儿童健康讲记》

《经典中医启蒙》

《精神健康讲记》

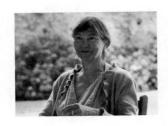

Dr. Claudine Mérer
（克劳迪那·梅赫医生）

出生于 1954 年，1979 年毕业于巴黎西区医科大学（Paris-Ouest University of Medicine），1985 年在新加坡针灸科学研究院（The Scientific Research Institute of Acupuncture of Singapore）学习针灸，1994 年在伦敦完成了中草药的学习课程。

克劳迪那医生在中国学习书法期间，老师给她起了一个中文名字：梅云。

克劳迪那医生曾经跟随先生在欧洲各国、中东以及东南亚等地生活，并在这些地方行医。

2002 年到 2006 年，克劳迪那医生在北京生活四年期间，与李辛医师一起工作，共同完成了 *Traditional Chinese Medicine: Back to the Sources for a Modern Approach*。

2009 年回到法国后，克劳迪那医生在瑞士哥伦比亚预防医学中心（Le Centre de Prevention et Sante）任全科医师、针灸师、中医师和自然疗法医师，主理内科及妇科。

该中心引入世界各地的传统医学和最新的自然疗法，服务现代人的健康。

2013 年始，克劳迪那医生创办"法国蓝之树学会"，每年主办"地球生态学"研讨会和中医临证继续教育课程。李辛医生每年参与教学和研讨。

她希望，将来能够在能量医学领域进行客观性研究和知识传承。

英文版　　　　　序

我在 2002 年 11 月认识了李辛。

那时我在北京刚刚住了 6 个月，一切都是新鲜的。

作为一个有西方医学和传统中医学背景的医生，我受邀在北京国际协会（Beijing International Society）举办的侨民社区活动中介绍中医。作为交流会之后的延续，我想给听众们安排一次机会，来参观北京一家中医诊所。很偶然，我遇到了李辛，他带领我们参观了平心堂中医诊所，这是他出诊的地方。

虽然那时他非常年轻（32 岁），但我意识到他对中医有非常深入而独特的理解，并且，他有特别发达的敏锐直觉。经历过一系列在北京不同医院学习的失望后，我知道这正是我要找寻的人。他友好地邀请我，在他出诊时可以坐在旁边。这让我非常激动。但随后，我发现由于自己有限的中文理解，极大地影响了随诊的深入体验，我决定先去学习中文。

随后的一年，我们见过几次面，分享彼此对中医的认识。李辛告诉我，他在 1988 年进入北京中医药大学学习，第二年担任了"黄帝内经"课程的课代表，但那时他还未能理解中医学，因此感到灰心。随后，他花了一整年的时间去学习现代医学。现代医学对人体的清晰阐释令他十分着迷，但是，他渐渐发现现代医学的理论基础和治疗效果不能令人满意，在某些领域的治疗思路几乎是空白，于是他又重新回到中医的学习。

1991 年，他遇到了第一位真正意义上的启蒙老师 —— 任林先生。任先生那时 40 多岁，精通太极、佛道、经络和中医方药。在任先生在学校暂居一周的期间，李辛把自己的住处借给他，自己则去同学那里合住。在短暂的相处中，李辛看到任先生每晚都会静坐，他看起来那么年轻、有精神，清晰而稳定，这些都给李辛留下深刻的印象。

临别前，任先生请李辛随他到学校图书馆。当时图书馆的入口处有一尊张仲景先生（《伤寒杂病论》著者）的塑像，任先生要求李辛按照中国传统礼仪，先后向张仲景先生的塑像和他本人鞠躬。接着，他告诉李辛："中医非常简单，面对病人，你只需要问自己，他是寒，还是热？是虚，还是实？"任先生又指出："方剂的秘诀在于，一张药方中起关键作用的只有 3～5 味药。如果方中有太多味药，可能是开方医生思路还不够清晰，也可能是为了迷惑其他医生。"他用"逍遥散"做示例分析，并说："你要暂时忘掉所学的课本知识，体会每个病人的寒热虚实及方药的方向与作用。"

那天以后，李辛再没遇见过任先生。但任先生的短短数语已足以点燃他对中医的热情和信心，并指给他一个学习中医的全新方向。从此，他每天都在图书馆阅读《黄帝内经》《伤寒论》及历代各家诸如李东垣、张子和、朱丹溪、张元素、张景岳、薛己等古代大家的书籍。他读的第一本古医书是元代李东垣的《脾胃论》。

学习古籍是艰难的，不仅因为古文艰涩，更因为古人善用取象比类来表达思想。好比欣赏艺术家的作品，你必须体会艺术家当时的感受，而非只看艺术作品外在的风格或表达的方式，理解古医书最关键就是读出古文背后的含义。

李东垣在《脾胃论》中，提出了方剂的基本法则——"补泻在味，随时换气"，即补和泻的功效来自药物的"味"，选用"寒"或"热"药，取决于当下的病机。这意味着在治疗时，明白药物的"气味"以达到补泻的目的，非常重要，这在《黄帝内经》中有同样的阐述。

李辛于1993年毕业。因为希望和父母一起生活，他回到了父母的所在地，并且成为当地卫生学校的中医教师。那时他开始静坐和学习太极拳，体会如何安神虚意，通调经脉。

1995年，李辛回到北京，先后在北京的一所卫生学校和一家中医药发展中心任职，负责教授中医课程和举办讲座。1997年，他进入天津中医药大学攻读心身医学硕士专业，同年进入当时北京第一所中外合资中医机构——中国战略与管理研究会主办的北京炎黄国医馆。

北京炎黄国医馆内有30多位享受"国务院特殊津贴"的国家级名老中医，提供传统的中医医疗保健服务。当时李辛作为《健康会讯》主编和健康管理中心负责人，负责培训年轻的治疗师，帮助他们提高针灸、按摩和静坐技能。那段日子，李辛有机会与不同领域的名老中医交流学习，获益良多，拓展了他对中医的实践和理解。

在北京炎黄国医馆，李辛遇到了宋祚民先生。他是李辛最重要的一位老师。宋老师从京城名医孔伯华先生，是一位儿科和内科专家，当时已年过七旬。李辛在跟从宋老先生随诊期间，学会了使用性味轻清流通的药物来补益精气和调理气机的方法，这是"温病学派"的长处。

2002 年，我和李辛相遇时，他正应诊于北京崔月犁传统医学研究中心平心堂中医诊所。一年后，当我跟他随诊学习时，我看到他的诊断那么清晰，完全不同于我自己过去的经验和理解，即使面对各种疑难病证，他的治疗也能快速取效。慢慢地，我意识到把李辛对于中医的理解和实践保留下来是非常重要的。在其后的一段日子，我开始把体会到的东西记录下来。我深信用简明清晰的方式表达传统中医精义之所在，对正在探索传统中医的现代人士来说实为重要。于是，2004 年 9 月，关于本书的构想成形了。

克劳迪那·梅赫（Claudine Mérer）

2006 年 12 月

法文版　　　　　　序

　　欢喜，读到这本书，满怀欢喜。去探索发现精神世界与现象界的和谐，实为一乐事。读到这样一本书，一本出自中国本土探讨经典中医特质与本源的书，实为一乐事。

　　亲历我的老师 Nguyen Van Nghi 在 20 世纪 70 年代的预言成真，又为一乐事："你须寻得经典中医的精神，在中国，它暂时隐而不见，不过有朝一日它必将重出于世。"如今，在我 87 岁时，目睹他的预见实现，而且，实现在一位来自中国的年轻中医师李辛那里，欣喜不已。克劳迪那·梅赫医生则为了我们的福祉，转述了他的思想。

　　就在同一周，Nguyen Van Nghi 提醒我道："你从小喝的母乳中没有中国的味道，这样你成不了一名中医。但是，如果你能够与这个传统 —— 她的文明、她的艺术、她的医学以及她的精神逐步达成亲密无间，那么，你会问出只有外国人才会问的问题，而且，你还有机会去发展充实它。"这为我指出了方向：不要为了保持做一个"外国人"而不去了解中国，相反，要去感受，去尽可能深入中国、钻研经典中医，最终……问出只有"外国人"才会问的问题。

看到李辛医生对待中医的立场，同样令我欢喜，"为保持中医的精髓和疗效，我们应避免以不恰当的方式'西化'中医……把属于西方医学的东西还给西医，让属于中医的回归中医"。为此，须"回到经典"，"只有学习古代经典，一个人才能获知中医的基本原则，而后发展出他自己的实践方式"。"'卫气营血'和'三焦'理论，是汉代以来继承发扬传统中医的典范"，这一认识，何其宝贵。对于医者的观点，亦令我欢喜："要知道用神或心，如果仅仅依靠五官，触诊病人身体或逻辑推理，是无法把握更多细微的信息的，'由心而感'却能达到。""针刺之道，是以医者之神气，以达天地之正气，以复患者之常。在这个意义上，针，只是一个连接途径。"

对待病人，同样要"用神或心"："最重要的是对病人的状况有直观整体的把握"，"不要只盯着症状……要充分观察和了解病人的气机运行状态而后顺应之，不要只针对疾病"。"我们要做好'第二个医生'，不要越俎代庖地取代'第一个医生'——病人自身。"

看待穴位，亦是如此："所谓穴位，非皮肉筋骨也，是神气'游行出入'的地方。"

我也饶有兴致地去探询了他的针灸实践，甚合于我所渊源的三阴三阳和奇经八脉。

李辛医生为我们展现了经典中医的宏大全景，又极为连贯一致，他为我们理解经典中医的生理学基础、诊断和治疗方法另辟蹊径。在对"本草治疗"进行深入阐述后，他又讲述了针刺、艾灸、火罐和按摩，最后以重要的章节

"静坐与气功"收尾。

我想在这里引用一些作者的观点，在我看来，这都是最基本且最重要的原则。

这些观点首要关注的是医者自身。"临床实践的训练，不仅发生在诊疗过程中，也在于医者自身的训练。慢慢地静下来，'澄清'自己，就像把镜子擦干净一样……静坐，是明晰的关键"；"通过静坐等'内在训练'，高明的医生才可能与病人合一，与自然感通"；"只有这样，医生才能导引天地自然之力，与病者相应"。这些原则当然适于所有的治疗师。

首先，要熟悉自己，"要对我们习以为常的身心反应模式保持一些距离，如实感受、观察"，渐渐地，"你的心会明晰、开放。觉察力会提高，感同身受的体验和同理心会发展……只有这样，我们才可能真正与外部世界开放交流、互感互通，而不是被动地'心为物役'，为外部信息所控制"。秉承同一理念，气功的精髓也是"减少后天社会化的志意活动，回到先天神为主导的生命状态"。

因此，"要成为一个优秀的针灸师，除了需要明了传统医学的原则，个人的'内在训练'是非常重要的，规律的身体运动也是必需的"。

让我们来看第三部分第三章"针刺的临床实践"，李辛医生以"心法"开篇："医生需要专注，'如临深渊，手如握虎，神无营于众物'，此谓之心法：以心为法，非思维、经验之逻辑推理所得……""心法是《黄帝内经》的一个重要部分。"他着重讲了"识机"的状态——"你心里已经清楚这次针刺的目的，然后'虚己'，以进入那特别的感通状态——'外内相得，以我知彼'"；所以，"要成为一个优秀的针灸师，重要的是应留意心法——用心之道"。

李辛医生还为我们阐明了传统中医是如何以"四大层次"来理解人体生理机能的，这一认识也贯彻于诊断与治疗的始终。即"精（先天之精）、气（人体能量）、形（身体的物质架构）、神（心）"。"这一生命构造，生成'真气'充盈内外。""病机：反映了'正气'与'邪气'（致病因素，内伤七情）之间的斗争。""气机是指真气相对正常的运行状态"；"机，有'征兆''机会''灵感'的意思，病人的气机在不断地变化中，医生能做的是顺应之、扶助之；医生应该根据病人当下的神气变化和能量状态而动"，就像古希腊神话中的机遇之神波洛斯，他可使人感知到、并在可能时抓住稍纵即逝的瞬间。

我注意到李辛医生并未花费太多笔墨在"脏腑辨证"和"五行"方面。"以症状辨析分类为特点的脏腑辩证理论，过于泛化了"，是的，传统医学所言的脏腑，"并非解剖意义上的脏器"。

关于诊断部分，如前所述，当"判断出神机受扰是病因"之后，要越过症状和病名的干扰，不要进入症状主导的推理中。比如："比起针对不同的症状，点对点的治疗，判断病机与病势的发展趋势与调整气机的大方向更为重要"；以及，相对于基本资源（精气形神），"血虚并不是根本性问题……我们要找到问题的源头是什么"。

对于八纲诊断，他运用自如。是的，八纲是"理解人体病机最好的诊断方法"。

关于脉诊，我很欣赏这样的看法："我们需要完整而动态地，而不是机械地看待脉象。"（我的老师 A. Chamfrault 也坚持这点）以及"三部九候……头、手、足三部各分三候"。

我们应尽可能让自己着眼于"更高的层面"。

关于针刺治疗，他主张"不要用现代中医方药的辨证体系来指导针灸"。是的，我们注意到，这些近代流行的"理论性临床框架"，更贴近现代西医的思路，而非传统中医。

同样，治疗切勿过于驳杂，用针也应力求简约："第一针刺入后，需要静待观察……以决定放入第二针的必要性——是为了加强第一针的效能和方向，还是别的……"李辛医生对目前教科书关于"得气"的观点，提出补充："针下得气的针感，对有效的治疗是必要的，但还不是最根本的。最重要的，还是放入针后，医生自己能观察和感受到的东西，以及感受到的病人形气神与表里内外的变化。"同样，关于"针刺手法需要学习，但手法并非重点"。这里，我们再次不谋而合，我也经常讲，身体知道它需要什么，我们当信任身体。

"从内心和实践，你是偏重于用方药的"，我看到克劳迪那·梅赫这样写李辛医师。而我个人，从"骨子里"是名针灸师，对遣方用药缺乏认识，使我无法深入讨论这一话题，在这一领域，我要学习的东西太多了。

另一方面，我非常喜欢本书第三部分的第六章"按摩与内功按摩"，除了"按摩，能够直接感受病人精、气、形、神的虚实以及表里邪气的聚散轻重"，我还学到了"经络按摩是偏重于'力'和'形'，而内功按摩是着意于'神'和'气'的"。

他进一步详述了按摩，"如同静坐，会帮助患者的神气向内阖收，连接到更深的精神心理层面和内在压抑的情绪、思想，这是身心同调的过程"。必须讲一下，品读至此，我想起了我的朋友，也是兄弟 Gerard Archangel 常讲的话："手要跟随心的感受而动。"

我也喜欢按照历史朝代列举中医演变过程的那一部分，以及《黄帝内经·灵枢》中有关"神"与"心法"章节的摘录翻译，"关于'心法'的论述，为《黄帝内经·灵枢》所独重，惜乎近世著作多有忽略"。

　　我要再说一句，我是多么地欣赏李辛医生的谦虚，他知道、也敢说出"我不是很懂"。比如，有关八脉、五行及运气理论，他说"我不够精通"。此乃才识卓越者的鲜明特质。

　　最后，衷心感谢克劳迪那·梅赫医生，她慷慨大方地分享了这些学问并翻译了这本书，这是何其难得。

Dr Jean Marc Kespi

法国针灸学会荣誉主席

2021 年 1 月

中文版缘起

2002 年秋，我在北京台基厂一号"对外友协"院里的平心堂中医诊所出诊，每周两个半天。那一年，诊所还没有搬到王府井东方广场。

那时候，我开始了自由职业者的生活，每天很闲，除了翻译雅虎网站上的"医学前沿新知"和"心理学笑话"挣稿费，还不定期地给中国传统文化协会的外国学员介绍传统中医文化，挣点外快。于是，我遇到了毕业于美国科罗拉多中医学院的 James Heinritz，我们常常一起去参观自然博物馆、天坛，顺便带他吃碗刀削面，点个羊蝎子，尝尝老北京的豆汁儿，喝点儿啤酒。

James 告诉我他是如何来中国的：三十多岁时，他才开始在美国学习中医。他原本是学经济的，还开过几家餐馆。后来，他跟随一位东南亚的老师学习静坐，练习了一段时间后，老师跟他说："你要去学中医。"他就去学了。毕业后，他再去见老师，老师又说："你要去中国。"于是，他变卖了餐馆和所有的家当，打了个一立方米的箱子，来到了中国。

James 聊起他们在美国中医学院上的第一节针灸课：老师带他们闭上眼睛，不接触人体，把手放在平躺在诊疗床上的同学的上方，感受穴位，感受"气"的寒热虚实，感受是否有邪气。他们都可以感觉到点儿什么。他还告诉我，大都市里的摩天大楼，尤其是顶端尖锐向上的设计，会形成神气上浮的格局，在里面生活工作的人，更容易上火、焦虑、失眠、消耗神气。

然后他带我去劳动人民文化宫的太庙，指着高台上的主殿和四周的厢房，让我看着缓缓下垂、到末端又微微斜上的屋檐，说："你看，这院子多聚气，天上的能量从屋顶柔和地承接下来，再缓缓进到院里，多好啊！"

真是知音啊！这一切都令我兴奋而感叹，这个西方人对中国文化的理解真是深入。那时候，我正在给五个新加坡人教中医，每周一个半天。

我和克劳迪那·梅赫医生，是通过 James 认识的，当时克劳迪那正在给北京的西方人介绍中国文化和传统医学，她打算带她的学员们去参观一所"传统意义上的"纯中医诊所。

那时候的北京，传统味道的中医诊所还真不多。

Claudine 原本是一位西医医生，1979 年毕业于巴黎西区医科大学。在大学时，她加入了学校的耳针协会，1985 年在新加坡针灸科学研究院学习针灸，1994 年在伦敦完成了中草药的学习课程。

她的先生是位跨国公司的高管，因此，Claudine 有机会跟随先生在全世界数十个国家和地区旅居。她先生所在的公司有"融入当地"的文化传统，会提供经费，支持员工及其家人学习当地语言和文化，所以她会说俄语，并且学习了澳洲土著花精疗法、德国顺势疗法、欧洲正骨和芳香疗法等各地区的自然疗法。

在中国，Claudine 在上海龙华医院和北京按摩医院学习过，还练习了中国书法、八段锦、太极拳和气功。Claudine 的书法学得很好，隶书、草书写得都很干净、洒脱。如今，在法国里昂郊外的庄园里，她有一间专门的书法室。新冠肺炎疫情之前，Claudine 主持的蓝之树学会，每个月都会教大家中国书法，她还会在花园里教大家打八段锦、练习气功。

书法老师赠给她一个中文名字：梅云。她非常喜欢这个名字。《回到本源：经典中医启蒙对话录》英文版和法文版封面的"德艺双馨"四个字，就是她自己写的。今年一月，她告诉我，她正在"写一本关于中国书法的小书"。

参观完平心堂诊所，Claudine 表示希望跟诊学习。一周之后，她穿着白大褂坐在我旁边。因为需要我全程翻译患者的问答，她决定先去提高自己的汉语听力。

2003 — 2005 年，我们开始了关于传统医学的学习和讨论。每周门诊过后，我们会单独安排出一个下午，在东直门外东湖别墅 Claudine 的公寓客厅里坐下，她问我答，把传统中医经典所阐发的理路、临证思维，以及针灸、药物的使用原则慢慢梳理一遍。

Claudine 是个有心人，每次的讨论都录了磁带。到 2004 年底，她交给我一本打印稿，是从几十盒录音磁带里听打和反复整理的成果。她说："如果你觉得没有问题，我们可以写一本书，这些内容需要让更多的西方人知道。"

就这样，我们决定以问答的方式，重新编写这些内容。2006 年底，*Traditional Chinese Medicine: Back to the Sources for a Modern Approach* 完稿了。这是一个中国人和一个法国人，以简单的英文交流而写成的书。

感谢 Claudine 认真耐心的工作，她以医生的严谨和西方人清晰的逻辑展开了我们的对话，帮助我明晰表达出了对传统中医学的理解，并整理成文。如果没有她的热情和推动，本书不可能完成。

本书"附录一：《神农本草经》药物枚举"中的每一味药，我们一起尝过。记得在 2005 年的秋天，那是我们在北京居住的最后阶段，每个月有一周的时间，我们一起打磨文稿、尝药。她从叙利亚大马士革飞回北京，我从上海飞回北京，从《神农本草经》上品开始，一味一味地尝药，然后是中品。上品的味道都不错，有的安神定志、阖收神气、温固下元，尝完之后精神和心情都很好。等尝到下品药时，我们不得不每尝一两味药之后就停下休息、打坐调整。个中缘由，在本书的"本草治疗"部分有详述。

2007 年，我移居上海，Claudine 也搬回法国巴黎。九月，我和孙皓、James Heinritz 医生组织了第三次去四川甘孜藏族自治州的义诊和卫生站支援活动。Claudine 和她的老师雅克·皮亚鲁[1]先生从欧洲飞来，我们共同的朋友斯理维医生和他的弟弟佛朗索瓦，来自台湾地区的苏郁富医生、傅如均女士、马凯翰医生、冯贺鸿女士、仲志宏先生、孙岩和魏青夫妇等十余人参加了这次活动。

我们在佐钦地区的两周义诊结束后，车队拟从甘孜向北，经石渠进入青海，经青藏公路回到西宁。在文成公主庙附近客运站旁的一个小客栈，大家入住，休整过夜。那天的夕阳很美，阳光从窗户照进，洒在电脑上，我们做

1　雅克·皮亚鲁（Jacques Pialoux），中国学生称他为"雅克爷爷"，中文名"仁表"。

了最后一次英文版的审稿，互相约定：就这样吧，之后，除了错别字，一个字也不改了。

此后，是漫长的等待，这期间拒绝了几家出版社要我们改得"更普及、更活泼，以适合大众口味"的建议。一直到 2013 年，在雅克·皮亚鲁先生的推荐下，本书英文版在瑞士出版。

2020 年，Claudine 着手将本书英文版翻译为法文；2021 年 1 月，本书法文版在法国出版；在这个月，我开始了中文版的翻译工作。

《回到本源：经典中医启蒙对话录》中文版终于问世了，从 2002 年到 2022 年，20 年过去了。这本书，把我们和很多地方、很多人的生活、学习联系起来，事实上，是中国传统医学把我们联系起来。

本书的完成，要感谢很多人。

2010 年，因为我的诊务和教学繁忙，无心无力翻译，曾请徐雅蓉医师翻译过该书，后又请陈小茵女士帮助编辑校对，但感于译稿未能准确表达我期望的原意，当时又精力不济，故一放十多年，最后终于攒足精力决定自己来完成中文版的翻译工作。在此向两位朋友致以歉意和感谢。

本书涉及大量伤寒经方和历代名方，古今计量有别，历代度量衡变化差异很大，有关药材的名称、剂量、炮制的考证，丸散膏丹的传统制作，由崔从之药师帮助梳理、解答了很多疑惑。特此感谢。

本书中所载所有药物和方剂，尤其是"附录三：《伤寒论》选读"中所列的所有经方，在最近五年的临证教学中，我和教学团队依照《伤寒论》原文的方药组成、剂量、煎制法，现场制作，和学员们一起又尝了一遍。这个过程，对于我更深入地理解经方配伍和临证的理路有很大的助益。

这期间，我得到了很多协助。感谢崔从之药师考订汉代剂量和各种量器，给予我们专业的指导。感谢杨亦龙医师、赵前林先生、郝俊伟医师细致认真的工作，他们依照原文所述的剂量比例和煎煮法，提前准备所需药材、煎煮设备，现场制作甘澜水，炒制水蛭，找来铅丹、蜀漆、常山、猪胆汁、新鲜童便等不常用药材，详细计算了保证每人份所需的药量、水量、煎煮时间，尽可能复原了《伤寒论》经方的制备。我们现场尝了麻黄汤、桂枝汤、抵挡丸、苦酒汤、白通加猪胆汁汤、炙甘草汤等几十个经方。

感谢崔红峰先生提供了自酿的清酒和苦酒。感谢缥缈轩养生精舍提供的煎药室、炉头等各种便利，还帮我们采购相关物资，感谢悠悠、苏彩虹经理和全体员工给予的支持。

感谢郝俊伟医师全面检查书中所引原文，完成了第一次校稿，并协助我把中文版内调整、修订的内容翻译成英文，供 Claudine 参考，用于法文版的翻译。并且，将 Claudine 翻译成英文的法文版序，译成了中文。

感谢我的太太孙皓女士，她再一次仔细查阅古今文献，核对原文，编辑全书，并完成了第二校和第三校。对需要调整的文字部分，她提出了宝贵的修改建议，力求本书的表达清晰准确。

感谢我的父母，他们仔细阅读文稿，提出修改建议。

感谢乐府文化总编辑涂涂的支持，特别感谢编辑吴嫦霞女士，她认真负责的工作，令人欣喜、安心。

感谢孙曼之老师、薛史地夫教授、斯理维医师、赫西斯教授、傅海呐教授、林杰医师，我们有过深入的交流，相互启发，你们对传统医学的深入研究令我赞叹。

感谢张乔阳女士、马琴医师、观慧女士、胡琳娜医师、柴懿毅女士、李笑梅女士、杜嚣先生、钟鹰扬医师、黄剑先生的支持，我们一起有过创造性的工作。

感谢竹内东光教授和钮红梅女士，希望疫情早日结束，我们可以继续愉快地进行教学和研讨工作。

本书中讨论的所有内容，都源自传统中医典籍，历代医家也多有著述阐发。本书的写作目的，不是为了表达一己之得，而是希望学习中医的现代人，能够回到本源。

回到《黄帝内经》《伤寒论》《神农本草经》《本草纲目》《温病条辨》等宝贵经典，从扁鹊、张仲景、孙思邈、张元素、李东垣、薛己、吴鞠通、叶天士等前贤大师所传承记录的医学宝库中吸取传统医学的灵髓。从《上古天真论》《四气调神大论》《生气通天论》《移精变气论》《宝命全形论》《九针十二原》等宝贵篇章，学习、体证古人关于虚己、凝神、定志、应时、顺化、得机等传统摄生、炼形、平气、调神之窍要。

感谢我的老师任林先生、宋祚民先生、雅克·皮亚鲁先生、米晶子道长、李春会先生。

特别感谢北京平心堂的创办人张晓彤主任、刘敏主任，感谢你们给了一个热爱中医的年轻人宝贵的机会，在这里，我可以自由地以完全传统的中医方式来诊断、治疗。本书所列的所有案例，都来源于我在平心堂坐诊期间的实践。

感谢法国针灸学会荣誉主席 Jean Marc Kespi 先生，以 87 岁高龄，通读本书法文版，为我们写下充满热情活力的序言。

医道浩瀚，精微幽远，生长化灭，诸行无常，顶礼历代前贤明师，愿慧灯常照，国泰民安。

李辛

2022 年 2 月 16 日于常熟

前言

本书不是一部纯理论著作，书中所述的大部分原则已为中医实践者熟知。这是一场古代传统中医理念和现代思维方式的对话，内容始终围绕着中医的精华要义，并力求释繁就简。"清晰头脑，方有清晰而快速的效果"，这个看似简单的原则，运用自如并非易事。

就像一位艺术家，如何超越物质世界的表象，获取对真实存在的领悟；中医，又如何能够越过表象的种种不和谐，来调控整体的生命能量运行？这正是现代中医需要关注的。

事实上，我们已经远离原初中医的内涵和实践。现代的中医临证过于关注不和谐的病象模式，并专注于努力纠正这些不和谐的现象。然而，传统中医并不只是汲汲于"局部"的不和谐，他们更关注整体，因为"局部"揭示着"整体"，他们直观地把握"整体"。

只有深入理解古代经典，方有这样的认识。在本书中，我们讨论了唐宋以前的经典和文献。我们认为，自宋以后，中医学的发展虽然丰富多彩，但太多个人的表述与解释，淹没了《黄帝内经》中的基本原则。

金元时期，张元素和李东垣这一学派继承了《黄帝内经》与《伤寒论》的实践精神，同样，明清时温病学派提出的"卫气营血"和"三焦"理论，也注重正气在疾病发展过程中的主导作用，把握邪正斗争的方向和趋势；方剂的应用，是依据药物的气味与方向，来控制作用的层次和方向，这都是汉代以后继承发扬传统中医的典范。

所有传统中医老师都强调：只有深入学习古代经典，如《黄帝内经》《伤寒论》《神农本草经》等，才能够运用传统中医的基本原则来实践，才不至于在学习繁复又看似矛盾的后世各家学说时陷入迷惑。这样才能根据病患的体质、神质和邪正斗争反应情况，以药物的气味升降为基础，来配伍合适有效的方剂，而非根据课本上笼统的方剂功用来机械用药。

现代教科书倾向于教我们如何认识病态的类别，如肝阳上亢、心血亏虚、脾经湿热等，并就此处理一个个失常的表象。这种以"脏器功能失常"为主导的表述方式，常把现代学生带入类似于现代医学的系统化思维中；近代立足于肉体层面的疾病定位与定性理论模式，忽略了传统医学里最重要的"神与气"。

《黄帝内经》提示我们要以神—气—形完整地来观察病人，临证重点应是观察能量层面和精神层面的运转状态，而非紧盯具体症状。他的资源（精、气、形、神）如何？身体的基本状况（睡眠、饮食、大小便、出汗、心情、锻炼的状况，与自然环境、人际关系、精神层面的互动关系）怎样？

所谓"知常达变"，知道了常态，我们才能分析和感受机体对邪气的反应模式。这些反应模式由症状所揭示，由患者本来的体质与神质决定，由此我们才能知道机体对于疾病的修复，会在哪个层次（精、气、形、神）反应，以及预知疾病的未来演化趋势。其中的关键，在于始终把握住病人本来的整体能量状态，而非某个脏腑的功能。在治疗疑难病证时，这一整体的临证思维会更准确、高效。

在本书中，读者将学习到如何评估人体的主要资源（精、气、形、神）和诊断的四大步骤。

我们还用了大量篇幅来讨论诊断治疗思路以及药物和方剂的运用。书中会介绍《神农本草经》对药物的分类（上品、中品、下品），然后按照作者的个人经验，以药物的性味和方向作基础，对部分经典的方剂进行分析，评价其综合效用（开或阖）、整体方向（升或降、开或阖）、综合属性（补泻、寒热、厚薄、走守）。

《黄帝内经》中指出，传统中医的治疗，会根据虚实、开阖、阴阳、顺逆这些大的原则而进行。"知其要者，一言而终，不知其要，流散无穷。"此外，中药方剂的作用亦是如此："辛甘发散为阳，酸苦涌泄为阴"。特定的药物以其质地、气味、信息在形气神三个不同的层面帮助人体，其原则仍然是"虚实、开阖、阴阳、顺逆这些大的原则"。而传统观点也认为，"方剂的不传之秘在于剂量"，组方药物的剂量比例调整，会导致整个方子呈现不同的开阖升降等效用，这些原则在本书中皆有详细阐释。

在针刺方面，同样根据前述的原则——阴阳、开阖、表里、升降、补泻，我们在书中也可以了解古人如何用针，以及《黄帝内经》中描述的医者的"内在训练"和"直观把握"之道，感受进针当下之时，病人"神与气"的变化。

古代中医透过针刺，调整病人与环境、天地之气的交流。这正是《黄帝内经》里所述的无法言教，而可以心传的艺术，也是现代中医常常忽略的古典精神。我们可以通过静坐、站桩等内在训练，提升对气和神的直觉感受，以医者的身与心、专注与关心，在临床实践中完成这一针刺的艺术。

对于有所领悟的医者而言，一切都只是开始。

克劳迪那·梅赫

2006 年 6 月

目录

第一部分

理论

理解人体正常的能量状态，
以及邪气入侵时如何反应。

第一章

○

人体四个层次、真气、气机及病机

克劳迪那：在本书的第一章，能不能描述一下你眼中的经典中医对人体的看法：人体的生命是如何构造的？它是如何运行的？疾病或失衡状态是如何发生的？

李辛：经典中医认为人体可以分为四大层次，精、气、形、神，它们构成了健康的人体的基本要素，并制造真气充盈内外。真气负责人体内能量的运行与转化，维持人体"正常"运作时的平衡状态。

"正常"的概念，并非指"完美"的平衡状态，而是人体处于不受邪气过度干扰的相对平衡状态。

真气相对正常的运行状态称为**气机**，它是人体各部内、外、表、里的能量的动态变化，其基本方向是**"开与阖"**，这个开与阖的气机方向是诊断的基础。如果邪气干扰了人体的正常功能，就会因开阖失调显现一系列症状，人体由常态进入失常状态，产生病机。

所以，理解人体四大层次、真气、气机及病机，是理解生命活动的基础。

克劳迪那：以上是经典中医学的观点吗？我发现这个与目前的教材还不太一样。

李辛：是的。传统的中医是如是理解人体生理机能的。古代医者以人体正常的气机状态为认识和治疗的基础，而现代教科书通常以疾病和症状作为认识和治疗的基础。换句话说，**古代医者关心的是"常"，现代中医关心的是"病"**，这两者的着眼点大有不同。

如果把能量的正常运行状态（气机）作为**"第一个医生"**，充分观察和了解气机运行状态，我们中医作为**"第二个医生"**，就可以更好地来顺应、激发"第一个医生"发挥作用。如果治疗忽略了人体自身，只针对疾病，"第二个医生"就可能会越俎代庖，导致治疗方向的偏离。

克劳迪那： 明白了，介绍一下人体的四个层次好吗？

李辛： 四大层次是：

- 形：身体的物质架构。
- 精：精华部分，取决于两大因素：

第一，关乎遗传因素以及与生俱来的潜能；第二，平衡健康的生活状态，能帮助保养精气，健康长寿。实际上，精是形、气、神的基础。后面我们会详解。

- 气：人体能量。

与外在环境、空气、食物、生活节奏等有关；也和我们与自然、钱财、他人、权力和信仰等的相互作用有关，与内在情志有很大的关系。现代教科书提到人体的气主要源自三方面：肾气、胃气、肺气。

事实上，这只是一个术语学的问题，有很多不同的"气"，如元气、真气、宗气、正气、病气、中气、清气、谷气、营气、卫气、肾气、脾气、胃气、肺气、肝气、胆气等，用来指示不同的功能分类和能量来源。

本质上，万事万物与人体，可以看作是能量（气）的不同形式。人体与外在世界的交互作用，比如与外在环境、食物、钱财、性，或是呼吸、社交往来……这些都可以理解为各种形式的能量交换，在经典中医里称为"气交"或"交感"。它时时刻刻在所有的时空里发生着。

- 神：包括两方面：

先天：直觉、本性和躯体生物本能。

后天：心智活动、思维、判断、逻辑、经验。

以上四个层面，形体承载精气神，精化生气，气化生神，而神的统摄又对精与气产生影响。

精化生元气。所以，理论上元气可以看作是精所化生的阳性部分。这里，"精"偏静态、涵藏态；"元气"偏动态、流动、待用状态。

元气、中气（脾胃之气）、清气（肺气）合成真气。真气通过经络运行、输布至全身表里内外，形成完整的人体能量系统，顺应四时与环境的变化，开阖升降，持盈保泰，稳固生命活动，即谓"气机"。

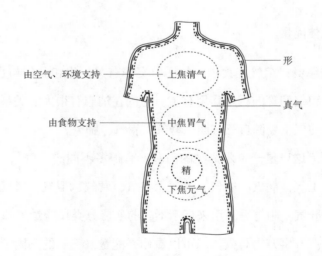

图一　元气、中气、清气合成真气，真气运行、输布至全身表里内外

克劳迪那：真气是人体内的能量的总称吗？

李辛：是的，真气是支持人体各部所有运化功能的能量总称。它可以分为卫气、营气，或者经络之气、脏腑之气，比如肝气、膀胱之气等。

如前所述，真气主要来源于下焦元气、中焦胃气、上焦肺气，但我们需要意识到，真气也是整个宇宙能量的一部分。从能量层面来看，人体内部与外在世界的边界并不那么界限分明，身体就像一个储藏能量的容器，每个个体以其特有的生活方式，在不同的层面和水平，与万物互通交感，开阖吐纳，在动态变化的时空生命之海里沉浮，尽力保持相对的平衡。

生活环境的选择很重要，饮食习惯也很重要，很多人过量进食，而从其他途径汲取的能量就少了；人际与社会互动——爱、权力、金钱、性，乃至言语或非言语的交流，都可能带来能量的被滋养或者被消耗。

生活的环境能够充实我们的真气（高山、乡野、纯净的空气），也可能耗散我们的真气（大城市的空气污染、土地污染、电磁辐射）。

静坐、站桩等传统身心训练的习惯，能够使人保持相对稳定的精神生活，帮助我们获得能量，充养神气。生活中有各种提升真气的途径。

真气可以视为人体一切资源的总和，在临床诊断和教学中，为了便于表述，我们会用"元气、中气"，或"上焦气、中焦气、下焦气"等概念来分别描述不同层次的"真气"。

根据传统的语言习惯，在讨论人体邪正斗争、抗病自愈的过程时，相对于致病的"邪气"，我们会用"正气"或"本气""里气"这三种传统的表达方式，这三种"气"可以理解为等同于"真气"。

图一也揭示了真气的形成。来自上焦的清气（大自然的能量）、中焦的中气（食物的能量）、下焦的元气（先天的能量），三气合一，形成真气。

同样，因为中医学悠久的历史，历代医家常常以不同的语言来表述他们所观察到的生命现象。中焦的中气，常常被称为"后天之气""脾胃之气"或"胃气"。下焦的元气，常常被称为"肾气""先天之气"或者"精"。"精"，实际上是元气的主要来源。

我们在下一章的"诊断步骤：第一步"，会就真气的三个组成（主要是元气和中气）展开讨论。

克劳迪那：如果用财富来比喻，真气就像我们的财富总和，我们可以增加和使用它？

李辛：是的。在"气的银行"里，下焦的精化生元气，可以看作是我们的原始资本；而中气就像现金流，每天我们摄取饮食，补充中气，就像在持续供应每日所用的现金。如果脾胃中气受伤，不足以供应每天的现金流，就会不得不提取资本——下焦的元气，来维持日常的生命活动。长此以往，元气就会渐渐消耗，我们的生命之源——涵藏态的"精"也会不足。

这也是为什么历代医家都重视中气，重视保护脾胃的原因。

克劳迪那：我们可以就"气机"进一步地讨论吗？

李辛：气机，指的是一个相对正常的人体的气（能量）的运行状态。这是基于能量层面的观察和认识，指真气在人体表里内外的输布运行的格局，人体与外部环境能量的互通互感，以及精气神相互化生、滋养的流动状态。

真气是生命的能源，在白天，正常的气机状态是以"开"为主要的方向：真气会由内而外，趋向体表和外界，此时人体在使用的状态，但是，过多的社会活动会导致开而过耗；"开"这个方向也能保护机体免于外来邪气的侵袭（上焦表气充足）；也帮助消化吸收、顺畅排便（中焦胃气充足）；保障排汗和小便顺畅（下焦元气充足，三焦功能顺畅）。在夜晚，正常的气机状态是以"阖"为主要方向：真气开始向内回收，这个过程也意味着神气内阖。这是一个回收精神气血、修复机体、滋养内在的状态。

总而言之，真气通行百脉，滋养灌溉，外而五官九窍，内而脏腑筋骨，人体的一切生命活动，都需要真气的正常运行来完成。

"气机"，指真气的运行处于"常态"，未受到内外病邪的严重干扰；如受到严重干扰，气机可能会失常。

气机如果失常，就会在物质层面的肉体、无形层面的能量和精神心理上产生各种症状与疾病。失常的能量状态，传统中医称为**病机**。

《道德经》里老子谈到，只有健康的婴儿和大成就者，才可能达到相对理想的状态。有道者生活朴素、起居有常、饮食有节，呼吸精气、精神内守、避世安居，生命的本然渐渐恢复，身心自然柔和，气机保持在纯粹的先天状态。这样的人，《黄帝内经》称为**真人**。

换言之，几乎没有人能保持完全的健康，我们人类都在"病"中，只是程度不同。

每一个人都在动态的健康与亚健康、疾病与康复的变化之流中起伏摇摆，并没有绝对意义的健康和治愈。

在中医的眼中，**保持气机的"常"，首先，需要"神"处于"常"的状态 —— 安定、放松、柔和、专注，没有过度的思绪和欲求的干扰**；需要"精"的充足与涵藏。这意味着下焦的元气是充沛的，中焦的中气也是充沛的，且经络畅达。同时，体内没有严重的病邪，形、气、神层面也没有严重的阻塞以及虚与实的失衡。这就是古人所说的"常"，正常的气机状态。

当今之人，用心用脑过度，饮食无节，起居无常，这是神气消耗、气机紊乱的主要原因。

克劳迪那：气机，是真气的正常运行状态，前面你提到真气在上焦（体表、汗出、呼吸）、中焦（消化系统、大便）和下焦（泌尿生殖系统、小便）这三个层次的功能，这是否意味着真气在体内运行的主要方向？

李辛：是的，当我们谈到气机运行方向时，它基于四个基本方向：升、降、开、阖。

当人体失常生病，在不同的病机下，机体会自动调整气机的方向，来帮助人体恢复平衡。比如遇到寒气入侵体表后，气机会以向上、向外（升、开）的方式帮助身体排出邪气。

这是理解传统中医诊治理念的关键。**针灸或者中药的目的，不是"对症用药""按病取穴"，而是顺应人体内在自然的调整方向，顺势而为。**

古人用"开与阖"来概括人体气机的基本方向，开即是升与出，阖即是降与入。就像前文提到的，生命活动有其自然节律，白天为开，夜晚为阖；春夏为开，秋冬为阖。

在下一章，我们将在"诊断步骤：第二步"，学习如何评估三焦气机的运行情况与开阖方向。

克劳迪那：在进一步深入之前，我希望讨论一个思考了很久的问题：平时我们常说的"肝气""脾气""膀胱气"等，与这里的真气和气机的关系是怎样的？

李辛：从整体的神气开阖状态，进入具体脏腑功能范畴，我们会运用这些概念：宗气（心与肺，司呼吸、行血脉）、肝气（疏泄情志、调和脾胃……）等。这意味着用"气"这个字，来指代支持任何器官与组织的功能的"动力能源"，比如脏腑之气、经络之气、表气、里气等；也可以用这个字来指代致病因素，比如邪气、寒气、湿气、浊气等；还可以用来指代人体内外具有滋养和支持作用的精微能量或信息，比如精气、阴气、阳气、谷气、水气、药气、草木之气、金石之气、天气、地气……

所以，如果没有对神气和气机格局的整体认识，现代人很容易陷入历代书籍里的各种关于"气"的名词指代而多歧亡羊。

经典中医的重点，不在于这些描述局部功能和层面的各种"气"，而是整体生命活动的规律与运动方向 —— 气机。它揭示了人体各部不同能量的"动力总和"。

所以，我会更关注精气／元气（肾气或下焦气）、中气（胃气或中焦气）、清气（肺气或表气）。这些是形成真气的基本资源，而非各脏器的功能呈现（肝气、肺气……）。关注脏腑功能的辨证思路是近代发展出来的，更接近于物质化肉体的"西式"观点。

清气，来自外部自然环境，只要我们上焦开阖的功能基本正常，通常不是首要关注的重点。在诊断和治疗的过程中，我们只要抓住中气和元气两大主要生命能量源泉，来进行虚—实、阴—阳、邪—正、进—退的大方向判断，就可以化繁为简。

克劳迪那：现在我明白了为什么我们的讨论没有太多类似教科书里的脏腑功能表述的原因。

我们已经讨论了人体的四个层次（精气形神），真气与气机，以及恢复人体能量的常态，比单一的对症治疗更重要。这就是《黄帝内经》里说的"知常达变"，治疗的重点是在"回归常"，而非追治各种变化。

现在，我们可以进入"病机"的讨论了。

李辛：病机可以是因为真气（元气、中气）自身的不足，导致的气机失常，经典中医称之为"本气自病"；也可能是真气与致病因素斗争的结果，致病因素是外来的，比如风寒暑湿燥火，也可能来自七情内伤——喜怒忧思悲恐惊。这些内外病因会导致人体能量系统不同层次的阻塞或者失衡，我们会用"八纲"来界定邪正斗争所致能量失常的层次与发展趋向（表里）、反应强烈程度（寒热）、人体本气与邪气对比（虚实）和总体病况的格局（阴阳）。

这个部分我们也会在下一章详细讨论。

第二章

○

诊断步骤

. . . .

评估人体精气形神四大层次，真气、
气机及病机的诊断方法

克劳迪那：在临床中，你是如何展开诊断过程，来评估一个病人"正常的能量状态"，以及他的"内在医生"的反应状况的？

第一步：资源评估

李辛：第一步是评估人体的"中心能量"：下焦的元气（精），中焦的中气（胃气）。这是真气的主要来源，也是人体一切生命活动的基础。

下焦元气（精）

下焦元气与肾气、水代谢、生殖功能以及收阖的能力有关。下焦充足，可以保证神气的开阖有度。这一层次的能量主要源自先天的气机格局，后天的脾胃之气也会对此有所循环补充，一般不存在过剩的状态，多以"虚"或"不足"呈现。

下面一系列症状为下焦元气（精）不足常见的症状：

下腹有空虚或寒冷的感觉、皮肤干燥不润、头发稀少、视力下降、腰部寒冷或疼痛、夜尿频、水肿，女性白带过多、月经量少、行经时间短，男性多有性功能下降。

下焦不足，阖固的力量会下降，常常会出现入睡困难、眼眶水肿、发暗，常有清稀鼻涕。精气不足也导致"神"的虚弱不定，记忆力、专注力下降，过度敏感，容易激惹，烦躁不安。

触诊中，会感觉到小腹寒冷，或虚软无力，内部张力不足，两侧脚踝的内侧、手上大鱼际和小鱼际也常常会出现肌肉虚软不足、局部凹陷的现象。

望诊时，可感觉到病人的眼神不足或者空洞、飘忽不定，神散或惊恐，面无光彩，皮肤的颜色有一种沉滞晦涩感。

舌头偏瘦、苍白、柔弱或胖大水滑，伸出口腔时显得无力；如果没有特别的邪气停留，单纯下焦精气不足的舌苔也可能没有特别的异常现象。

脉象多偏紧、沉、细或弱，甚者，虚浮无根。

《黄帝内经》有"生之来谓之精，两精相搏谓之神"，精是先天父母所予，化生元气，下焦元气可以视为精的功能呈现，偏阳，偏运动；精作为元气的储藏态，偏阴，偏内阖。在《素问·阴阳应象大论》里有言："阴在内，阳之守也。阳在外，阴之使也。"

在临床诊断与用药中，一般来说，相对于"精虚"，元气不足代表着轻度或下焦表层的虚损。所以多用补元气或温阳气之物，从药物的气味来说，取其气者，多以甘温、甘平，或辛温、辛热之品，比如人参、灶心土、附子、肉桂、淫羊藿。古人称之为"温阳化气"之药，药势偏动、略升浮。可补元气一时之不济，但其中的某些药味不宜久服，否则会伤精耗气。因为下焦主阖，静才是真养。

相对于元气不足，"精虚"代表着更深层次的虚损。调补下焦精，我们常常会用甘、酸或咸味的药物，还有一些动物类药材。

精虚，轻者可以甘、酸之味：五味子、巴戟天、杜仲、菟丝子、肉苁蓉等调补；虚甚者，可用咸苦之物和动物类药材，比如龟甲、阿胶、鹿茸、龙骨。

因为，下焦相对于上焦与中焦，属于机体更深的层面，属阴，所以传统中医会用"水""冬"来指代。在药物的使用原则上，滋补下焦的药物我们多取其味，需要久煮，药物的质地相对其他层次的药物会更重，多偏于种子或根茎，药汤的颜色会更深，味道会偏厚一些，药势偏静、沉降。这个部分我们会在"本草治疗"一章展开讨论。

可以想象，当下焦元气不足时，不仅人体三焦三个层次的能量都会不足，而且邪气会开始停留在不同层次，当元气虚损到严重程度时，邪气会进入较深的层次，这个状态，我们称为"下焦虚滞"。

中焦中气（胃气）

大多数的临床治疗，多是在调理中焦胃气的层次展开，也就是"现金流"层面。每日饮食产生的中气，是真气"现金流"的主要来源，也是保证下焦元气不被耗损的前提。中气的充足，保证了人体脏腑经络的正常运行与濡养，也能支持上焦真气的充盈，使得外部邪气不易入侵，这个"卫外"的功能，经典中医称为"卫气"。

中焦虚的时候，会出现食欲不佳、大便稀溏或腹泻、不能食寒饮冷、肌肉不足或松弛、皮肤光泽度下降……初起不严重时，舌象不一定有明显的异常；长期的中气不足，舌体会呈现胖大或松弛的现象，由于中气不足，消化功能和三焦的运作会受到阻滞，所以舌苔会呈现白厚或不干净的现象，中焦湿滞者的舌边常有齿痕。

如果胃气（中气）郁滞，运化不畅，可能会出现食欲过盛、贪食冷物、便秘、排气过多或异味、口腔或咽喉发炎，或口臭，或面部长痘，这些都是中焦"有火"的表现。舌苔常呈现黄、腻。

脉象也很重要，中焦气虚会呈现关部虚脉，严重时，还会出现细而紧的脉象。

以上所举例的症状，只是作为辅助的参考，不能见到某个症状就直接导向"虚"或"实"的诊断，我们必须四诊合参，在全面评估患者的体质、神质和资源的基础上，综合判断。

举个例子，临床中常常会有腹胀、便秘、腹泻、口腔溃疡等的主诉，这种情况不管是虚证还是实证都有可能出现，一定要避免"点对点"、由症状推导结论的错误思路。不管面对任何情况或已有的诊断、化验结果，我们首先要评估下焦、中焦的虚实，这是本小节的学习重点。

调理胃气时，可用微苦微辛或有芳香气息的药物。辛则开，苦则降，这是中焦脾胃升降运化和传输所需要的能量方向，用"微"而非"强"，是保证药性既不过于向外开散，也不过于向下降泄，这两者都可能导致"药过其位、过于开泄而伤正气"。

所以，用来调治中焦气分层次的汤药，通常不会是颜色很深、味道很重、稠厚而带有强烈气味的。

中焦胃气不足时，可用白术、茯苓、陈皮等物。如果患者很虚弱，可用党参、黄芪、莲子等。如果有寒，可用干姜、熟附子；如果便溏，可用莲子、扁豆等。这些药物在传统就叫作"建中之品"——有补充、建固中焦的作用。

如果中焦有郁滞，流通运化不利，即是"实证"。便秘，可用大腹皮、厚朴；舌苔厚腻，有口臭，可用大黄。气分有热，可用石膏或滑石。有人以为这类药会伤胃气，事实并非如此。大部分金石药没有味道，酌量"取其气"，不会损害脾胃。

此外，艾灸、热敷、内功按摩、静坐和良好的睡眠可以整体提升人体的真气，中气也会同步充足。

经脉沟通表里内外，中焦脾胃之气通于肌肉、四肢及末梢，所谓"脾主四肢"。所以，中焦病的调治，除了评估中气之虚实，也要观察四末之寒温、肌肉之有无、排汗是否正常，以确保脾胃之气畅达于外。否则，就要用药来帮助打开体表和经脉（详见"第三章：再论病机"）。

注意：手足冷，可能是由于下焦元气虚衰、中焦中气不足，也可能因体表经脉阻塞所致。如属于下焦元气虚衰，可以观察患者左手尺部脉象，了解其下焦元气的情况，如果精不足（脉紧、细、弱），用药时，不能猛烈地开表，以免进一步耗伤元气。

第二步：三焦气机

前面是对中气和元气的资源评估，这一节是对当下三焦气机运行状态的评估。

真气在人体内外的运行，形成气机。"机"在古代，有动力的、系统的、变化的意思。这是我们内在的"第一个医生"的功能。我们会关注三个部分的内容：

- 气机的升降出入、开阖方向如何？
- 当邪正斗争时（病机出现），气机受到怎样的影响和反应？在哪些层次发生？
- 体表跟经脉渠道是否通畅？

《黄帝内经》有言"谨察阴阳所在而调之"，三焦既是人体能量的生成和动力系统，也是真气在上中下、表中里的输布系统，同时也自然成为邪正斗争的反应层面和排邪渠道。

所以，全面系统地评估三焦的能量水平、运行状态和邪正斗争反应，我们就可以清楚而全观地把握"**动力 — 渠道 — 邪正斗争层次和走向**"这一整体过程。我们就可以了解邪正斗争（病机）是否有资源和能力发生（阴证或阳证），在三焦的哪些层面（皮肤表层—肌肉黏膜—脏腑），以及病机反应的方向（顺或逆）。

若病机方向清晰且单纯（比如出汗，意味着开、向外；腹泻，意味着降、向下），通常说明人体资源尚足，邪正斗争的反应顺利，经络渠道阻塞不严重，医生只需要顺势而为，保护和推动原本的气机进程，病人会自然向愈。

若病机方向不清晰，或者是因为人体资源不足，中气、元气无力进行邪正斗争——即传统说的"阴证"；或是因为邪气拥塞，经络闭阻，使得邪正相持不下，邪气无路外泄，这时候需要"激发"一下病机，帮助邪正斗争顺畅完成。或选用甘温之品，采用适度补益的方式托里而助邪外出；或配合选用辛开之法，向外宣散（若病机在气、在表的层面）；或苦降之物，向下沉降（若病机在血、在里的层面）。

为了便于理解，我们检视一下气机、病机、邪正斗争的概念：真气的正常运行，即是**气机**；因为内外各种原因，导致气机运行失常，即谓**病机**。病机源自失常后的修复抗病反应，即**邪正斗争**。

病机与气机的发生与演化，时时刻刻在变化之中：**常**，即是气机；**变**（失常），即是病机。三焦、经络脏腑、表里内外都可能是邪正斗争的场所。

评估三焦运行和排邪方向很简单：

- 出汗，提示上焦是否通畅，表气是否通达，也提示气机向上向外，邪气或多余的能量由上焦以汗液排出。
- 大便，提示中焦是否通畅，中气是否正常，也提示气机向下向外，邪气或多余的能量经由中焦从大便排出。
- 小便，提示下焦是否通畅，元气在三焦的运行是否通畅，也提示气机向下向外，邪气或多余的能量经由下焦从小便排出。

克劳迪那：可以详细介绍这三个层次吗？我感觉这是从人体"表、中、里"的角度，而不是从身体上、中、下三个部分及相关脏器来讨论的。

李辛：是的。前面谈到能量的三个中心，真气的生成，是从三焦上、中、下三部入手讨论。

传统中医所说的"三焦"，既可以评估能量的生成和气机的运行状态，也可以用来评估邪正斗争的反应层次。

从能量的生成角度，是上中下三个能量中心。

从气机的运行来看，真气的运行可以从表、中、里三个层面进行评估。但是，我们也必须明白：表层所指的上焦功能，包含了肺系呼吸道；中层所指的中焦，包含了胃、脾、肝、肠道的功能；最里层的下焦，包含了心肾的功能。在这个意义上，这里提到肺、胃、肝、脾、肾，并非现代解剖意义上的脏器，而是传统医学的不同层次的能量作用范围，但这些能量的功能确实与有形的脏器组织有相关性（见图二和图三）。

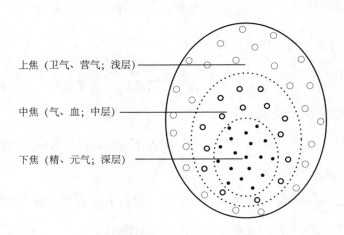

上焦（卫气、营气；浅层）

中焦（气、血；中层）

下焦（精、元气；深层）

图二　三焦是上下、内外的一个立体空间

这也是现代人学习传统中医需要明晰的，历代医家会以不同的概念来表述他们在临床实践中观察到的能量层面的变化。如果阅读古代著述，我们常常会发现，同一个概念会有不同的含义，同一个能量层次也会有不同的表述。

正如上一节所述，人体的基本能量中心是下焦的元气系统和中焦的中气系统，历代医师用来指代元气系统的名词还有：先天之本、命门、命火、肾气、元阳、肾阴/肾阳……用来指代中气系统的概念有：后天之本、脾胃、脾气、土气、脾胃之气、中土、仓廪之本……

为了避免混乱，本书分别简化为下焦/元气/肾气，中焦/中气/胃气，这两组概念里的三个不同名称可以互相指代。

评估各层次的状态，可从几个简单的问题入手：

第一层次——表层：上焦。出汗是否正常？手脚是否温暖？

从气机角度来看，患者平素无汗或很少出汗，意味着古人称为"皮表"的皮肤表层封闭，或者因资源不足，无以化生为汗。从"病机"角度看，上焦病可通过"汗出而愈"，但若无汗、四末不温，意味着表气郁闭，则病邪不能从表层排出。

病在气分，需要用味辛、气温或凉平的药物来宣通；在血分，需要微辛配以微苦的药物。（关于气分与血分，后文会详述，我们可以先意识到，这是深浅不同的两种病机状态。）

- 若患者体质强健（精气、元气及胃气充足），可用性味强烈的宣通发散药物，如麻黄、细辛。
- 若患者体质一般，可用防风、荆芥等性味较为柔和的草药。
- 若患者体质虚弱，需要用紫苏叶、藿香、香薷等性味轻柔平和的草药。

- 其他帮助打开表层的方法，如适度运动、拔罐、刮痧或经络按摩。

如果平素手足冷，提示患者原本就表气不足，更深的原因往往是中气或元气不足，我们可以用诊断第一步来确认是否存在资源不足。

克劳迪那：应该如何看待出汗？

李辛：在特定情况下（吃饭时、运动时、气温略高时）的出汗属于正常现象；病理上的"出汗"可以是常见的自汗、盗汗，或者发病后出汗较以往增加或减少；或患者较其他人出汗异常增加或减少，这些都指向不同的原因，我们要避免的是"点对点"的思维方式。

比如，书本上常说：白天出汗叫自汗，是阳气虚；夜间出汗叫盗汗，是阴血虚。事实上，出汗虽然属于上焦，但三焦本是一焦，表里内外的气机，本质上是浑然一体，无法截然划分的。所以对于任何一个单一的症状，都不能就此简单推理出某个诊断结果。

汗出情况可以帮助我们评估上焦的流通状态和气机方向，但在得出最终诊断结果之前，我们还是要从整体上把握 —— 回到**评估资源：**

- **中气与元气是否充足？**
- **渠道是否通畅？**

这是中医诊断的基础。

这就是前面谈到的**动力 — 渠道 — 邪正斗争**这一整体过程，异常出汗或长期不出汗都意味着上焦的渠道和中下焦的资源需要进一步澄清。

第二层次 —— 中层：中焦。胃口和消化如何？是否有便秘或腹泻？肌

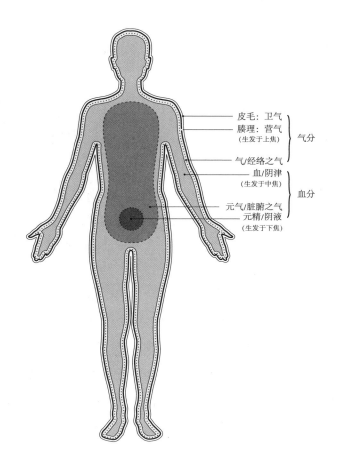

皮毛：卫气
腠理：营气
（生发于上焦）｝气分

气/经络之气
血/阴津
（生发于中焦）｝血分

元气/脏腑之气
元精/阴液
（生发于下焦）

通行全身的"真气"来自元气、胃气、清气，
三焦内外，一气流通

图三　三焦层次图

肉是否充盈?

从"气机"角度看，平时的胃口和消化状态，提示患者的中气水平。若出现便秘，意味着中焦阻塞，气机下行不畅，需要通过中焦排出邪气的渠道受阻。若出现腹泻，则意味着中焦气虚；若出现长期的便溏腹泻，则提示中下焦皆虚的可能性很大。

从"病机"的角度看，疾病过程中如果出现便秘，提示向下排邪的路径阻塞了。邪在中焦，不论堵塞在气分或血分，都需要打开这一层，将邪气从胃肠道经大便排出，是排出中焦邪气的最佳途径。

再次提醒，大便不畅或便秘，只是提示中焦下行不畅，真正的原因还是需要从整体观念出发，来判断是元气、中气不足所致的推动无力，还是邪气郁闭，或是表气与外周经络不通所致的表里气不畅。

- 患者体质强健，可用大黄、厚朴、大承气汤、小承气汤。

- 患者体质一般，可用厚朴、大腹皮、白术、茯苓、陈皮。

- 患者体质虚弱，气虚时，可用党参、大枣、黄芪。

- 如患者体质虚甚，出现精亏之象，可用巴戟天、肉苁蓉、熟地黄。这一类甘温或酸平的"味重"之品，长于补精。

- 此外，也可以通过适度运动、足底按摩、经络按摩、针灸来帮助中焦流通。

克劳迪那: 你曾经说过，在治疗时必须确保表气和中焦通畅。这部分可以再进一步讲述吗?

李辛: 邪气的排出，主要是通过汗出、大便，以及小便、月经，后者分别属于下焦的气分和血分。对于病重、邪气已深入下焦、虚实夹杂的状态，需要以阖为主，但大部分的疾患调治，通常都需要保证中上焦的正常流通，以排出邪气，其征象就是汗出和大便正常。

如果患者非常虚弱，此时，气机的本来方向是"阖"，人体需要回收能量，我们就不能随意打开上焦和中焦，而应先选用患者可以承受运化的补益药来积蓄能量，待人体的中气和元气补充到一定程度，自然会呈现需要"开"的趋势，我们再用开通中上焦的药物或其他物理疗法助力。

所以，通常情况下，我们都是跟随**"第一个医生"**（气机）所需要的方向，来帮助表气和中焦的流通，以排出邪气。尤其在治疗严重的慢性病时，我们要记住"三焦一体"的原理，三焦就像一把茶壶，只有保持壶顶的气孔通畅，里面的茶水才能顺畅地倒出。从人体这个大茶壶来说，保持"气孔通畅"（上焦流通）需要足够的能量。若是先天体质不良，长期元气不足的人，他们的上焦和中焦的能量也会相应不足，所以常常会皮肤干燥、汗出少，手脚冷、肌肉软弱、消化无力，大便失调。

第三层次 —— 内层：下焦。小便如何？

从气机的角度看，小便反映了元气的充足与否以及三焦的整体流通性。这就是"三焦水道"或水代谢。

在这一层，我们进入身体深层次的讨论：其中涵盖了能量由最深层传输到最表层，以及水液在体内气化、传输、利用和转化的过程（涉及元气、脏腑的功能和深部的经络以及体表的脉络）。

传统医学的"三焦水道"，可比作中央供能系统。元气就像是烧水的锅炉燃料，把水液加热成蒸汽 ——"水精"（气化的能量状态），然后将它泵入三焦的管道系统（表层皮部汗孔及经络、细微脉）。

这个加热、转化、输送的过程称为"气化"，比如把水谷从最初的物质状态，转化为能量状态（谷气、水气、水精），供养脏腑，输布于经络系统中。

《黄帝内经》曰：**"饮入于胃，游溢精气，上输于脾，脾气散精，上归于肺，通调水道，下输膀胱，水精四布，五经并行。"** 这是传统中医能量层次的水代谢图景。

水谷进入胃中，通过中气的运化，将精华之气传输至脾再上传至肺，这是能量"升的过程"，肺有先宣发再肃降的功能，前面讨论的"汗出"与"宣发"相关，肃降是向下向内的气机活动，把水谷之精气四布于周身表里内外，也把代谢后的废水下输膀胱排出。

这个"中央供能系统"，不仅濡养全身，还有另外一个功能，就是通过水谷精气输布全身内外，进行能量交换和更新，清理垃圾。

克劳迪那： 既然是"供能系统"，我们可以说三焦和元气也能调节体温吗？比如可以像一个中央供暖系统，能给整座大楼提供一个舒适的环境温度。

李辛： 现代医学认为体温与大脑的体温调节中枢有关，传统医学认为，体温与人体能量有直接关系。我们知道元气不足的人，平时的体温会较低，尤其是下肢和小腹的温度会较低。另一方面，有些偏虚证，尤其是下元虚的高热患者，用石膏、黄连、黄芩等清热药或西药无法控制时，用附子、肉桂、乌梅、生地黄、熟地黄、人参却很见效。这些药的功能是阖聚元气，当元气相对充足时，三焦与人体整体的功能会更稳定，调控更及时，现代系统论称之为内稳态的保持。

克劳迪那：在英文翻译"三焦"时，有时候被称为"三个加热器"或"三个取暖器"，这是什么意思？

李辛：中国传统并非这样表达，"焦"的本义是火烤熟物，意指生命之火的三个运作层次，故称之为"三焦"。《黄帝内经》原文："上焦如雾，中焦如沤，下焦如渎。"意思是上焦的能量状态如雾灌溉，充溢于上焦，并向皮毛表层扩散；中焦，像是一个发酵桶，水谷在其中被消化；下焦，像下水道，由小便排出浊水。

由此可见，三焦作为一个整体，形成了气机的循环流动方向：从下焦到中焦向上焦运行到表层，再向下阖收于中下焦、通过大小便向下排泄。这一整体也包括全身经络系统、肺系皮毛系统、消化道系统和泌尿系统。

事实上，三焦是一个整体，能量充满于外周到中央，支持推动着身体的所有功能，如同一个接收、转化、加热、运输的工厂，将营气和卫气通过大小经络系统输送至周身，并排泄废物。

因此，三焦既是水道，完成水的运行输布过程，也是人体能量转化运行的过程，更是身体养分的加工厂，生产中气，与先天的元气和自然界进入人体的清气三而合一，汇成每日和一生所需的生命能量——真气。

个体生活在天地人伦之间，三焦运行有序，开阖有度，完成着与外界交换物质、能量，同时在内部转化利用的工作。

如果三焦的运行出现问题，新的能量不能产生，废物无法排出，生命就不能正常运作。

这个时候，可以先评估中焦与下焦是否不足，然后再看上中下三焦哪个层次有堵塞不畅的情况，随时调整。

克劳迪那：你能讲一些调治三焦的思路吗？

李辛：有三个传统的治疗法则，能帮助我们更好地理解调治三焦的思路。

对于表气郁闭引起的水液停滞或水肿，传统会用**"提壶揭盖"**的原则。

意思是"打开盖子（肺气、表层），三焦气得以通畅运行而排出水液"。前面谈到，"三焦水道"与三焦的肺脾肾都有关系，肺"通调水道，下输膀胱"，我们可以用打开上焦的方法来帮助排尿，反之亦然。

常用的药物如麻黄、苏叶、杏仁等。

明清时期的温病学说，有一个独创而非常有效的治疗原则**"通阳不在温，而在利小便"**，意思是，要通达三焦阳气，并不是只能用温热类药物温补的方法，也可以用淡渗利水的方法。

比如小便不利的病人，看起来阳气不足，经络阻塞，代谢不佳，表现为肢体发冷、身重、疲乏，使用补益药后，效果不明显，反而身体燥热不适，虚不受补。这种情况，可以用"通阳不在温，而在利小便"的原则。用车前草、滑石、茯苓，以淡渗利尿而流通阳气。

《黄帝内经》中写道：**"小大不利治其标，小大利治其本。"**标和本，是传统医学重要的概念。标的意思是表面的症状，本的意思是根本的原因。如果大小便堵塞不通，病势危急，可以把病人的本病先暂时放一放，把重点放在调整气机以恢复二便，使三焦的大循环先得到疏通。如病情缓和，二便通畅，没有紧急情况，就可以直接治本。

克劳迪那： 在下焦这一层的"病机"有什么特点吗？

李辛： 如果下焦不足，上焦、中焦也会出现不同程度的虚象。下焦失常，意味着生命原动力的失调，全身上下、表里内外的运化和流通都会受影响。

下焦失常的症状很多，通常以三焦水道作为其标志性症状，如尿频或小便不利、水肿，伴有精力不足、神气虚弱、虚热或恶寒、手脚冷，以及整体功能下降。此外，水湿停滞在经络脏腑，除了弱化其相应的功能，在下焦，也可能会表现为膀胱炎或肾结石；如影响到中焦，会有便溏、腹泻、慢性溃疡、消化障碍；影响到上焦，会出现皮肤问题、过敏、老慢支等肺系疾患。

克劳迪那： 看起来，在治疗中确保内部的通畅（反映在大便、小便的正常与否）和表气的通畅（反映在汗出正常与否）是一个重要的原则。

李辛： 是的，如前所述，**治疗的本质是帮助三焦恢复正常的气机运转。**补或泻只是手段，用药的寒热温凉也只是当下的对应调整，重点是三焦的气机通畅与开阖正常。

要注意的是，**下焦不足，首先要"阖"。**除了用药物补元气或精，艾灸、阖补中焦与安神也是"阖"的关键。如果病人的神不定，患者会呈现出很多扰乱医生判断的"假"症状，我们要越过这些表象，以免偏离治疗的大方向。

克劳迪那： 作为更深的疾病层次，"下焦病"比起只需几天到几周治疗就会有明显改变的"上、中焦病"，需要更长的治疗时间吗？

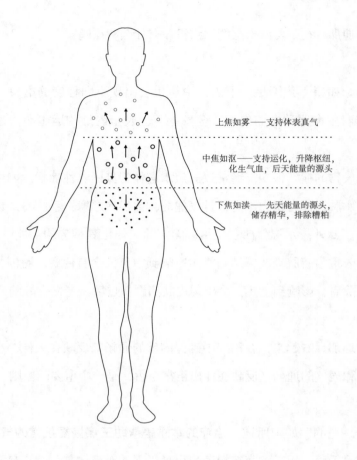

上焦如雾——支持体表真气

中焦如沤——支持运化，升降枢纽，
化生气血，后天能量的源头

下焦如渎——先天能量的源头，
储存精华，排除糟粕

图四　三焦气化图

李辛：是的，我们需要面对各种因素的总和，每一次治疗，必须抓住当下的"机"，一次次澄清邪正斗争之势和病机格局，然后等下一次病人呈现出新的格局和病势走向，我们再一次随"机"而动，一步一步，直到病机越来越清晰单纯，病势渐渐明朗，越来越能够"治本"。这就是病机"由阴转阳"的过程，这个过程确实需要些时间。

在本书附录的《伤寒论》选读中，我们会详细讨论。

第三步：神与阴阳平衡

克劳迪那：我们还没有谈到"神"，"神"在病人的生活中是如此重要，第三步是关于"神"的诊断吗？

李辛：是的。我们从《黄帝内经》的一段文字开始：**"恬淡虚无，真气从之，精神内守，病安从来。"**意思是，如果我们处在愉悦、平静、相对无为而不用力的状态下，真气就能顺其本来的方向和节奏运行；如果我们的精神能够内守而不外散，这样哪里还会生病呢。

神的部分非常重要。前面诊断第一步和第二步所关注的资源、气机和三焦的和谐，都源于"神机"的稳定，它可以保障气机的运行处于自然的方向和节奏，这一和谐自然的状态，即是"阴阳平衡"。

在治疗中，如果保持精神内守，真气恢复，表层流通，邪气排出的状态，就是在恢复"阴阳平衡"，这就像"重建"。

对患者睡眠情况的简单问诊，有助于了解神的状态。

比如：是否有入睡困难、夜间易醒、多梦、早醒等。睡眠的质量能提示阴阳是否平衡。如果**入睡困难**，说明"阳气／神气"不能入于"阴／血"，这是阖降不足；或是由于"阴／血"不足；或是阳气过亢（工作过度、长时间用电脑、长期晚睡、思虑过度所致）。这种情况，我们需要用矿物类药帮助阳气下降，如牡蛎、滑石、生石膏、磁石等，或以女贞子、墨旱莲、五味子、山茱萸等阴味之品，阖补阴血。

容易**早醒**，往往意味着我们内心有长期无法解决、没有出路的重大问题，往往伴随"气郁"——气机的郁滞，源自神机的郁滞，可用淡、微甘、微酸之药，如淡竹叶、竹茹、乌梅等，以舒缓流通神气。

多梦，说明神气浮越不宁，或者事务过多、应酬过多，或者思虑过多，但思维和行动没有明确的方向，此时可用石头类，或苦味、收敛之品，如生铁落、紫石英、代赭石等。

克劳迪那： 所以，神和阴阳平衡是互相依存的。如果阴阳失衡，神会受到干扰，反过来也一样吗？睡眠质量是评估神的有效方法，还有其他的方法吗？

李辛： 如果阴阳失衡，神就会被干扰，反之亦然。生命包含的形、气、神这三个层面，神代表着精神的层面，阴阳平衡只是身体功能或能量气机的表征。有不少症状可以提示神的状态，如是否紧张、焦虑、忧郁、注意力不集中、敏感、易害怕等。这些症状，都提示有神机受扰。

但最重要的是医生在面对患者时的直观感受，我们会在后面有关针刺的章节里详细讨论。

克劳迪那： 我们已讲述了精、气、神、真气、气机，那关于"形"呢？

李辛： 想象我们在剧院看戏，剧中有一场打斗戏，真气和邪气是两位主角，他们的表演推动着剧情。形就是舞台，各种症状就像舞台上呈现的种种情节和表演。在舞台上，所有的一切在不停的变化中，如果我们选择只盯着舞台（形）上的每一个症状及表演的细节，会很容易错失整个演出的故事线索和作者的意图，以及这个故事当下的局势变化（也就是病机）。

如果我们在看这些变化多端的演出（症状）时，能把握住整体线索（病机），就能了解作者（第一个医生）的意图，并根据两位主角的斗争形势（病势），以及诸多情节的当下反应，预测故事的走向和结局（预后）。

我们需要向自己提出这几个问题：邪正斗争发生在哪里？方向如何？（正常的方向就是气机本来的开阖方向。）患者有足够的资源来维持正常气机方向吗？（这取决于精、气、神、中气、元气、经络渠道和三焦的状态。）

若患者的资源、神机出现问题，邪正斗争就可能朝着错误的方向发展。

如果只是资源缺乏，我们就补充中气或元气，这是比较简单的情况。但是，疾病很少会如此简单！我们需要看清是否有病邪，邪正斗争发生在哪个层次：表、中、里？是气分，还是深层血分？然后分清虚实，或者补充资源，或者通过排汗开通表气，促进排便开通中焦腑气，或通过利尿来开通下焦、促进整个三焦的运行，以顺应身体气机本来的方向。

如果没有病邪，只是本气自病，气机失调，也可以相应调整，这是一个简单的原则：从治本的角度来看，我们只要确保患者资源充足，消化如常，出汗、二便正常，睡眠良好，就可助其自愈。

克劳迪那：很有趣！舞台和戏剧的比喻是理解整个诊断过程的好办法，清楚地说明了如何从关注舞台演出的细节（症状），进入评估整体气机病机、邪正斗争趋势的思维方式，从而形成关于整个生命系统的诊断与治疗，这就是传统经典里所谓像指挥官那样的"把握动态病势之机"。

现在，我们可以讨论一下教科书里的"津液"这一概念了。

李辛：津液可以理解为资源中"阴"的部分，有滋养濡润的作用。《灵枢·五癃津液》也谈到，津液是由水谷所化，从动力来看，离不开下焦精气和中焦胃气。

古书还有"精血同源，肝肾同源"之说，肾藏精，肝藏血，二者都属于阴。

我们需要注意的是，不要陷入这些非根本性的概念中。就像前面谈到，要越过各种"气"的概念（肝气、肺气、膀胱气、经络气），去探寻对理解人体生理、病理和诊断治疗有根本性意义的内容。

这里的重点是，**津液或精血的生成与运输，人体表里内外的一切组织结构的功能，乃至一切病患的康复与治疗，都离不开这几个根本性的重心：**

- **元气和中气充足。**
- **三焦气机开阖正常和经络的流通。**
- **神安定。**

举个例子，所谓的"血虚"，大多是指一系列失调症状下的其中一个呈现，其根本性的源头，可能是由于长期的中气或下焦虚损，也可能伴随经络阻塞、中焦阻塞、细微脉阻塞。所以，真正的辨证与诊断，是要找到源头性的问题。否则，我们常常只是在"治标"而已。

第四步：八纲与病机

克劳迪那：经过前述三个诊断步骤，我们可以知道患者的资源（元气和中气）强弱与病邪（如果存在）的斗争发生的层次——上焦（表）、中焦（中）、下焦（里），以及内在的"第一个医生"所需要的邪正斗争方向（开、升以排汗；降以排大小便；阖以回收元气，增加资源）。

那么，"八纲"在其中，又如何应用呢？

李辛：三焦是用来评估气机运行状态的，相当于人体正常的"生理状态"，而八纲辨证是用来评估病机——病理状态。

八纲，指的是**虚—实、寒—热、表—里、阴—阳**。

这个诊断方法会使我们更清楚地了解病机：

- 人体气血强盛否？
- 正气主导邪正斗争，还是正气无力抗争？
- 邪正斗争有多强烈？呈现热证还是寒证？
- 当下的病机，是虚还是实？
- 邪正斗争在哪个层面发生？趋势是由里出表还是由表入里？
- 邪正斗争是在气的层面（在气／表面／阳），还是血的层面（在血／内部／阴）？
- 疾病发展方向是由阴转阳还是由阳转阴？

例如，一般的感冒，如果是在气的层面，症状多是：打喷嚏、发冷、鼻炎、咳嗽（有痰或无痰）、发烧等。若在血的层面，则会出现皮肤发红、出疹、扁桃体肿大、肺炎、发热等。两者的区别是，在"气分"还在功能反应层面，在"血分"意味着邪正斗争已深入肉体组织层面。

属表（外感）还是属里（内伤）？这包含了两层含义：病机在表面（气分）还是内部（血分），更重要的是，病势发展是从里出表（减轻）还是从表入里（加重）？

关于表证和里证的鉴别，病因并不重要，不管是外感六淫还是内伤七情，或是伤于劳力、跌扑、房劳、食积，都可能在很久以前就发生，并与其他致病因素和个人体质、病况、生活内容交织。重要的是当下或最近病情的病机呈现，这是完整而全面的统合把握：邪正斗争发生在哪些层次？病机反应方向正常还是异常？

下面我们讨论寒证与热证。病证表现出寒或热是一个自然的反应吗？

相对于阴阳、表里、虚实，寒与热在治疗中所占的地位并不是最重要的。可以看作只是整个剧情变化的另一细节，就好像在乐曲的行进过程中会有音量的高低，疾病的过程有高潮也有安静低沉。想象疾病是一首曲子，医生见到病人的时机是无法预测的，有时候会遇到正好在高音合唱部，这就是热的阶段，有时候会遇到独奏或停顿，这就是寒的阶段。

所以，大多数情况下，我们会根据需要选择偏凉或偏温性的药。目的不是对治，而是保持旋律和谐，过热过凉需要控制一下，但不能毁了整个乐队的节奏和完整性。更重要的是，帮助病人的生命之曲可以延续流淌下去，而不是简单地以寒制热，以热制寒。

八纲的核心，是判断虚实，这又回到了诊断第一步：资源是否充足，只要下焦元气或中焦胃气不足，不管病人有任何症状或检查结果，都属于虚证。

一般来说，虚证的体质，病机反应更容易呈现出：里证、寒证、阴证。因为人体真气不足，气机自然的方向为"阖"，即向内收缩。从三焦图来看，当中气元气不足，向内阖收，表气会更加不足，所以邪气得以乘势而入，病情由表入里，成为里证。

长期的慢性虚证病人也会因为自身体质、饮食、精神和外部气候、空间的变化而出现暂时性的阳气回复，呈现出一时性的邪正相争和热证，但并不能持久。

同样，虚证的体质，人体的气机虚弱，阳气不足，多呈现寒证；抗病修复能力不足，邪正相争多无力，所以往往也属于阴证。

这里也要避免遗漏虚证中的"上实下虚"，即中下焦虚，气机升浮导致的上焦局部的"表证、热证、阳证"，它们的根源来自中下焦的"里证、寒证、阴证"。

所以在古代医者看来，尤其在《伤寒论》中，诊断的重点是"先别阴阳"。其判断的依据不是症状，而是病人本来的体质、神质，与当下精气神的虚实、有无。

临床中，热证常常出现在真气和邪气都很强大的病体，这时候可用凉药，把过热的反应调整到一个合适的"度"，只有出现高热时，才用寒性药如黄芩、黄柏、石膏、金银花等药，而且中病即止，不能长期使用。

八纲辨证源于《黄帝内经》和《伤寒论》，是后世所有诊断方法的源头和基础，适用于任何病证，这个方法，能够从纷繁复杂的各种病象中抓到病机演化的关键，提纲挈领。

克劳迪那：能不能举个例子来演示诊断的三个步骤的实际应用：评估资源（精、元气和中气），三焦虚实开阖以及八纲辨证？

李辛：我们用常见的关节炎来举例。

关节炎的发作，分为急性期和慢性期，这两个阶段并非独立，而是相互转化的，它们就像一条河流河道的不同阶段。

在急性阶段，常常表现为关节红肿热痛，虽然症状在局部，但却是整个身体的抗病修复反应（邪正斗争）所致，而局部的"斗争"也会影响到全身的气机和组织器官的功能。

诊断时，判别邪气是风、热、寒、湿、痰还是气滞、血瘀，针对以上病邪进行的"对因治疗"不能放在首位；观察病人整体的虚实、气机的运作，以及病机的反应模式才是传统的诊断、辨证、治疗方式。

首先，我们评估资源，元气和中气之有无。

然后，进入八纲辨证，我们先讨论急性阶段：

虚还是实：一般来说，急性阶段多为实证，也会在某个阶段呈现出虚证。我们可以从邪正斗争持续的时间（病程）来判别：**新发病多实证，久病多虚证。但判断虚实的核心，还是看病人当下的中气与元气状态。**如果已经有虚的表现（中焦或下焦虚），我们会用一些补益药：甘酸为补，根据病情选择或凉或温，在发作期，补益药在整个方剂中不应占过大的比例，合机合度，且需小心地选择温性的补益药，避免药性的补益造成病人气血的过度"充盈""膨胀"，给病人的气机循环带来压力，增加痛苦。

寒还是热：比如关节炎，热证往往是主要的倾向，但需要证据来确定：如果有口渴、发热、舌红，甚至便秘、尿黄，就是证据充分，可用寒凉药。在气分，用滑石、生石膏、磁石等；在血分，可用黄连、黄柏、大黄等。

表还是里：如果患者伴有便秘、月经不调、关节肿胀，而且发病已久，往往属于里证。如果病人伴有颈项僵硬、鼻塞、恶寒、关节不利、微微疼痛，常常属于表。表里的判断，也不只是从局部的关节症状来确定，还是要看人体全身的反应涉及哪一层次。若表里同病，从顺序先后来说，是否决定开表，应以中下焦的虚实而定，因为"表证"意味着要"开"，宜用辛味药，辛能发动阳气，散邪外出，但恐有伤中耗元之弊。

在气还是在血：如果关节炎处于发作期，关节局部肿胀疼痛，属于血分；在慢性期，如果有关节变形，意味着病及更深层次的肉体，属于"血分中的血分"，宜用苦味药，苦入阴。

下面进入慢性阶段的讨论：

一般来说，**所有的慢性病，本质是因为邪正相争无法顺畅，邪气停留于内，中气或元气不足是最常见的原因，**病情由急性阶段，渐渐症状缓和，邪正斗争不再激烈，往往是因为真气不足，无力抗争。

所以在关节炎的慢性期，多以虚证为主，偶尔会呈现出暂时的实证（局部较为强烈的红肿热痛），但不会持续太久。

治疗思路：关节炎的慢性阶段，多属于"虚证"、局部"热证"、"病在血分"，大方向需要用凉性、苦味药为主，配合少量甘酸凉平微温之补中下焦药。

如果人体气机的方向是需要开上焦（有"表证"的症状，且资源尚可支持），我们顺应气机方向，用辛味药，药浴，或经络按摩来打开。

如果中焦淤滞，比如"便秘"是病人的主要症状，就降气运中，帮助气机下行。可以根据中下焦的虚实程度来选择合适的药物。如果关节肿胀发热严重，全身发热，可用石膏、大黄、磁石、滑石等。如果有中下焦不足之虚象，可用少量（不大于5%）的补益药。

一般来说，用苦寒药时，可配以白术、茯苓以保护胃气。

下焦精亏虚甚时，不能随意发汗或通便，这个时候需要"阖"，可根据具体情况，选用凉性或温性的补益药，这部分在"本草治疗"章节会详述。

若为虚寒证，没有邪正斗争，亦无剧烈疼痛，无关节肿胀，则为阴证，需要用适量的补益药来提高正气，激发邪正反应，服药后，病人可能会出现既往的症状，甚或加重或出现一些新的反应，这都是正气提升后的排病反应，是正常的好现象，但医生需要把握排病反应的"势"和"度"，减少病人的痛苦。

克劳迪那：诊断的第二、三、四个步骤（三焦、神、八纲），在实践中看起来有重复的地方，其实可以互相参照。作为中医诊断辨证的基础，我们能讨论一下八纲辨证的核心是什么吗？

李辛： 八纲是理解和调治病机最好的诊断方法，是判断人体气机是否异常的最好用的"软件"。适用于评估任何疾病或失衡的状态，所以是掌握中医诊断学的基础。八纲看似容易，但在临床实践中，要明晰判断并非易事。

简而言之：

- **虚—实**，是判断的重点，它代表人体的真气还有多大的抗病持续力。
- **寒—热**，告诉我们此刻患者的修复反应是否强有力。
- **表—里**，让我们决定是用更多的辛味药以开、以升，还是苦味药以降、以泻；用轻薄药以浮，还是用厚重药以沉。
- **阴—阳**，根据上述原则，表／热／实属于阳，里／寒／虚属于阴，这是由真气的虚实决定的。也意味着，阳证是本气充足、本气为主导的邪正斗争；阴证是本气不足、邪气为主导的病理反应。另外，在治疗层次的选择上，更重要的是明晰病在气分还是在血分：在气属阳，在血属阴。

克劳迪那： 非常简明扼要，看来你更喜欢用这种"直观把握"的方式来看病，而非根据通常教材中的脏腑理论，从症状入手进行辨证。那么，是否能将脏腑理论简化为八纲呢？就像算术中的等式。或者，你是否认为脏腑辨证理论只是一种基于症状的推导方法，而非基于"能量状态"的辨证？

李辛： 从临证的角度，我们是可以将脏腑理论纳入八纲和精气形神的资源评估。比如说：通常所说的肝阴虚，源于下焦精虚；肝气郁滞，治疗中属于中焦气分壅滞；所谓的肝火，在诊断和治疗用药中，常常与心火或肾火所致的情况混淆不清，而从源头上看，这都是由于精虚或志意过强导致。

以症状辨析分类为特点的脏腑辨证理论对初学者来说，有迷失大方向的危险。实际上，脏腑辨证理论是从明朝开始发展至今的，它并非传统中医的精华，在临床实践中也并不是最好用的工具。由脏腑辨证推导出的所谓的"证"，只是基于失调的病理状态下的一系列症状组合，本质上是基于失常状态下的对症治疗。

传统中医是"以人为本""以正气为本"，诊断与治疗的重心，是由这个人的精气形神的状态，看到这个病人"可用的正气"之虚实有无，看到气机本来的状态，由此"知常达变"。

把失常的病机，回复到本来的个体化气机状态，就是治病求本、举一挂万。复杂而缺乏层次感的脏腑辨证理论，会把我们带向去治疗一个个孤岛（局部症状），而运用八纲辨证，却能让我们获取整体能量海洋的全貌，从而进入根本性的治疗。

克劳迪那：在《黄帝内经》或《伤寒论》里，是否有脏腑生理功能的详细描述？

李辛：有的，《黄帝内经》详细介绍了脏腑的生理及病理功能，但并没有脏腑辨证的内容。《伤寒论》是第一本关于临床诊断与辨证的作品，书中更关注邪正斗争和阴阳转换过程中的机（机会）、势（方向）、度（合适的力量），关注阳气、胃气、阴证、阳证、虚与实、表与里，这些最基本而最重要的原则。在处方用药上，也是从这些基本原则出发。

第三章

○

再论病机

克劳迪那：我想继续回到你对疾病和病因的看法。

李辛：我们可以把疾病的呈现理解为个体的先天体质、神质、病史、生活习惯、精气形神格局、精神心理状态，以及与人际、社会、工作环境是否适应、和谐的总和。它是真气与邪气（六淫、七情、劳伤、意外伤害等等）之间的斗争。也可以说，邪正斗争是人体抗病修复的正常反应，于是会出现四种阶段：

1. 如果真气和邪气都很强盛，会产生阳证、实证的病机。病势多急、猛，需要用通泄之法。这种情况如果治疗得当，会很快恢复健康。

2. 如果真气尚足，邪气不盛，病情则较为和缓。我们可以静待观察，病人可能已处于自愈的进程中。必要时，可用或温或凉或平、微苦或有香味的药物，柔和地推动病机发展，促进早日康复。

3. 如果真气虚而邪气盛，会产生一种虚实夹杂、邪气进深的复杂情况。这是将要变成阴证（慢性病）的阶段，需要补充中焦或下焦，同时也要保持三焦渠道和经络的流通，给邪以出路。

4. 如果真气已虚，邪气也不盛，会出现阴证、虚证，邪正相争无力，激烈的症状暂时隐去，呈现假性的"缓解状态"。看似没有太多明显的症状，有时候会让医生和病人以为"病好了"，其实这正是邪气留驻深入，病势渐渐加重的阶段。这时候，我们需要适当补充资源，创造一个邪正相争的机会，让身体再次进入一个"适度"的抗病修复反应，这时候，症状会再次出现甚至加重，但病势有机会从"阴"转"阳"，由"逆"转"顺"，气机就有机会恢复。

这里，我想再强调一下"神"在疾病成因中的重要性。如果我们翻阅

《黄帝内经》，里面有很多关于"神"的段落：比如**"神不使"**的状态，很难治疗，意思是如果病人的神很弱，就会无法控制和稳定全身气机，从而产生气滞或气机混乱；还有**"神有余"**，如果神过用，用心太过，会导致气行过快而伤精。过多思维缠绕或负面的想法，也会使"神有余"的状态恶化。

通常，神病是一切失常的开始，神病会导致气病，久而导致形病。严重复杂的疾病往往源于神的异常，如果不"治神"，只是调气调形，治疗效果则难以把握。

神的失常，可以理解为就像一台空间不足、超负荷的老电脑，系统无法整合，各种软件冲突，装满了家庭创伤、职业烦恼、情绪障碍……这样的电脑，硬件或许还好，但软件不合适，无法处理新信息，这部分如不改变，长期的程序冲突也会导致硬件损坏。"系统"长期冲突所致的气机失调，就会发展成肉体上的重病。如果神机恢复正常，气机就能调和，身体就会重获平衡，这也是疾病康复的重要原则。

大多数癌症患者，邪气阻塞经络和三焦，局部或全身形成病灶肿块只是外象，更深的原因是神意过用和情志郁结，导致气机的严重失衡。

治疗气机失常，相对还是容易的，但调整神机失常就不那么容易了。我们会建议患者练习静坐、站桩，接受心理治疗，进行适度的运动等。一般来说，经过"内在训练"，有"治神"经验的医生可以帮助患者进行恰当的神机调整。详见"第三部分：针刺、艾灸、火罐和按摩"。

克劳迪那：你如何看待急性或慢性疾病？

李辛：目前对于急性病与慢性病的区分有些单一化、平面化。从生命活动的全观角度来看，一切身心的失常与疾病，都是生命为了保持生存自身、向前推进的修复平衡反应，在"系统学"中称之为保持内稳态。

所以，同一疾病的急性阶段与慢性阶段一直处在随时变化的过程中，背后的实质，是因为人体的资源、三焦的运行、邪气的起伏强弱，与外部的天时、地理、气候、人事处在随时变化的过程中。这背后最关键且可以诊察调控的，就是前面的四个诊断步骤：**资源、三焦气机、神、病机邪正**。

这是传统医学所谓"治病求本"的核心内容。外部环境和致病因素虽然千差万别，互相交织而不可控，但只要**"以人为本，症状为标""以正气为本，邪气为标"**，以此为纲领，无论身心出现任何变化，都可以不变应万变。

所以，传统中医面对急性与慢性阶段的转化，重点不在症状和指标的加重与否，而在前述的**"本"**，用八纲的观点，就是看阴阳的转化、邪正的进退、病势的顺逆。

疾病的急性期就像前述邪正斗争的四种情况的前两类，唯有正气相对充足时，才会呈现出激烈的急性期；当疾病进入正气不足的第三、第四阶段时，就进入了慢性期，疾病由阳转阴，气机进入低水平的假性平衡状态。身体会适应这种症状不强烈的病态，正气也无力抗争以恢复真正的平衡（如同老人腰痛久了，习惯以弯腰的姿势适应）。

若在慢性期的阴证状态，因为天时、地理、食物、生活方式乃至精神心理出现对病人有利的条件时，正气会出现暂时的提升，三焦气机运行加强，于是邪正斗争又开始了，隐匿的症状与不良指标再次出现，病势由阴转阳，此时虽然又会出现令人不适的"症状"，但身体又有机会重新恢复更高水平的平衡。

这个时候，就需要"抓住时机"（由阴转阳的机会），根据身体的寒热虚实状态，或补或泻，或开或阖，目的是进一步增加资源（元气、中气），帮助三焦运转顺畅，并给邪以出路（汗、大便、小便、月经）。

很多时候，对于长期衰弱、处于第四阶段的慢性病人，"内在的医生"已经无力抗争，因此，需要主动"创造机会"，可谨慎选用一些温补或"开"的药，适度帮助气机格局"由阴转阳"。这个过程中，老症状和老病根或再次显现，我们可以借机以"守中央、通四方、顾下焦"的思路引邪外出，帮助患者恢复健康。

在疾病发展过程中"抓住时机"和"创造机会"再次引发邪正斗争并不容易，要求医生有非常敏锐的直觉和对疾病发展过程、邪正斗争层次足够的经验，还要对人体能量格局、针灸时神气变化和本草的药势开阖升降有精微水平的掌握。

在《伤寒论》时代，那时候的医生很擅长"抓住机会"，我们可以从当时的方药使用中体会到。

不管是急性还是慢性病，中医的效果都很好。在急性阶段，元气、中气相对充足，气机向外开而御敌于体表，会更容易处理。

克劳迪那：你的意思是，在慢性疾病的治疗中，为了逆转病势，我们需要抓住、甚至创造机会，来唤醒"第一个医生"，让邪正再次斗争反应。只有这样，真正的病机才会显现，治疗才更有效率？

李辛：是的。慢性病往往真气不足，抗争无力。邪气留停，或在表，或在血分，或流于经络，或停于皮肤肌腠，或在更深内部脏腑。很多时候，病久之人没有强烈的不适症状。

但因为气运、居住地、人际关系、思想、饮食、用药的改变，慢性病患者会在某个时间段，真气得以暂时恢复，与旧邪起而抗争，在邪气阻塞的病所，或三焦的表中里的不同部位出现症状。

例如，每年都有很多慢性支气管炎复发的病人，会出现咳嗽、咳痰、发烧、白细胞升高等症状，这通常是因为真气暂时提升的原因。

这一类慢性病复发，是过去未完成的邪正反应的结果，因此，一个有经验的中医需要：

第一，**得其机**，是最重要的，要抓住这次真气提升的机会，利用新的邪正斗争，帮助斗争完成充分，祛除病根。

第二，**顺其势**，根据邪正反应和邪气将出的方向，因势利导，或以汗法宣畅皮表腠理，此为开上焦；或以导通大便，下降腑气，此为运通中焦；或以淡渗、化瘀，驱邪外出，此为通泄下焦水道或血分。

第三，**握其度**，调控身体的反应不至过强过猛，以免伤精破气，将邪正斗争保持在患者体质可接受的范围。如同小火熬粥，火太大，粥溢而锅损，火太小，气冷而米僵。

第四，**顾其本**，根据人体的资源水平与当下邪正反应的强度，斟酌补充中下焦，以助病势，由阴转阳。

所以，因为正气回复导致的慢性病的复发，再次出现比如发烧、咳嗽、咳痰及出汗等症状，可以视为邪正重新开始斗争的结果。

我们需要做的，不是去抑制机体的反应，不能只是着眼于消除或掩盖眼前的症状——这是错误的治疗方向，会干扰疾病发展自然的"势"，错失转化的"机"；我们所能做的，是控制身体的反应强度在可接受的范围（比如，若是发热严重，可用滑石和石膏这一类甘寒药，或微苦平凉药），这样病人不会太痛苦，形气神不至于受到无谓的损坏，真气主导的抗病修复反应能够继续下去。

身体自有智慧，在"第一个医生"工作时，我们要安心且尊重它，这要求我们对"势""机""度"的理解要清晰。

大多数的慢性疾病，都可以用上述"得机、顺势"的原理来激发邪正相争，用温开、温通的药物唤醒"第一个医生"。当真气主导的邪正斗争出现时，"势""机""度"就会很清晰，"移动棋盘上的棋子"就容易了！

这个原则，在古代常用于治疗"阴证疮疡"——皮肤和肌腠部位的慢性炎症。医生会用附子、黄芪、党参、麻黄等来托举阳气。在中医外科叫**"阴证转阳"**，意思是补充元气中气，使得邪正斗争恢复，这个过程中原来的症状可能会明显，甚至加重，但气机开始更好地运转，病机格局与发展方向也更明确。在"本草治疗"部分我们会有案例详细说明。

克劳迪那：你曾经提到，在临床中还会遇到**"类似外感"**的现象。这究竟是近期的感冒，还是过去的未完成的斗争被重新激发的一种现象？

李辛：都有可能。我观察到很多"类似外感"的原因，并非近期的受寒或被感染，而是由于各种内外原因导致的"调整反应"，比如过食导致气机停滞，或肌腠内的湿寒外排，或是精神不安、心理压抑，或是水土不服等，这一类调整反应，从气机的角度来看，说明这个人正气尚可，所以能以开上焦表气的方式进行调整。

再有，慢性病的某个暂时的"阳性"阶段，邪气或深层瘀滞会从原本"封闭于内"的状态"动"而排出，也会出现"类似外感"的症状，这是好的现象，说明体内真气提升了，经络更通畅，邪气由里出表。

所以，不论是源于食物、思维，内部还是外部的原因，只要"第一个医生"被激活，且气机方向趋向于"表"，身体就会出现类似感冒的症状；如果趋向"里"，反应会复杂些，比如：腹泻，月经过多、色黑、血块、白带异常，便血、尿血……这是通过中焦和下焦排邪的反应。

传统中医认为，"感冒"可能是任何一种疾病的初始阶段，是表证。任何慢性疾病，也都有可能将邪正斗争由"里"推向"表"层，这叫作病势"由里出表"，是个好消息 —— 深埋体内的邪气正在"由里出表"。

温病学派认为，当热邪已深入营分、血分的层面，可以用诸如青蒿、薄荷、紫苏叶等微辛疏透之品，帮助气机内外交通，让邪气有机会透到体表排出，这个原则叫"**透热转气**"。

由此看来，很多慢性病有时候出现"感冒"症状，有可能是在病势不明朗时出现的一个转机。

中医调治的目标，是回到"常"的状态，这意味着人体内部的气机要与外界联通，开"表"可以是治疗的第一步；除非患者有严重的下焦或中焦亏虚；或中焦阻塞（此时宜用大黄、厚朴类往下开泄）。

所以，课本里列在"解表"类的药，并非只能用来发汗，治疗表邪，而是可以理解为"开表气"或者说"开上焦"，这往往是治疗大部分疾病的第一步，柴胡、荆芥、防风是其中的常用之品。

历代有不少著述提到三焦辨证，指出"汗出正常"提示上焦是通畅的，若不畅，辛味药可以从表层入手运通三焦；"大便正常"说明中焦通畅，若不畅，苦味药可以降气导滞通便，这是从中焦入手来运通三焦；小便无异常，说明下焦气化正常，若不畅，可用淡渗以利小便，这是由下焦入手，来运转三焦（气分），因为三焦水道连接了体表和内部脏腑。

在临床中，从哪一层打开，要取决于"第一个医生"所需的方向。

克劳迪那：如何辨别病情是严重的还是缓和的？

李辛：关于病机，《黄帝内经》中讲到"顺"——**正常的反应和发展方向；以及"逆"——异常的反应和发展方向**。若是"顺证"就不会太严重，人体的邪正斗争正处于可控的自愈阶段；"逆证"则很难治疗，有时甚至很危急。

如果病机的排邪方向与气机运转的方向相协同，为"顺证"，说明邪正斗争反应正常。比如：感冒属于邪气在表，如果出现发热、出汗、打喷嚏，或者喉咙痛、咳嗽，说明病机为上焦的表证，意味着患者真气尚足，能够顺着正常的排邪方向，病将自愈。

如果病机方向与气机相反，则为"逆证"，说明邪正斗争的反应异常。比如：感冒后很快转成肺炎，甚至发展为肾盂肾炎、心肌炎，说明邪气盛，而正气虚。斗争没有顺着"常"的方向向表排邪，而是因为里虚邪陷而入深了。

在这里，**判断的重点来自中下焦的虚实**。医生应明确怎样是正常的方向（"由里出表"为常，"由表入里"为逆），并根据资源（中焦、下焦）的状况，决定大方向是开还是阖。同时，针对邪气，要在适当的层次给邪以出路，以帮助排邪。在逆证的阶段，病情常常复杂而严重，治疗也更加困难。

第四章

〇

诊断方法

克劳迪那： 我们现在知道通过问诊来完成诊断的四个步骤和八纲辨证，是诊断的基础。那么，望色、舌诊、切脉、腹诊、经络触诊等诊察方法中，什么是最重要的？

李辛： 在开始问诊和触诊等执行细节诊疗之前，最重要的是对病人有一个完整的直观感受和意象。

病人进门后，会开始述说不适的感受、症状和既往病史。这个过程中，医生需要保持安静、专注和放松，以获得关于病人的全方位的直观感受——患者的神是有余还是不足，定还是散；气是虚还是实、开还是阖、清还是浊；形之刚柔厚薄、骨之坚脆；有无邪气，是风寒湿热还是瘀血食积痰饮，有没有七情异常或邪祟；邪正斗争的状态是阴还是阳；方向是从表入里，还是由里出表；趋势是顺还是逆等。医者需要有一个整体的意象，以及评估此次发病是过去未完成的旧病再次复发，还是新近发生的问题。

当我们通过第一印象的直观感受，获得这些关于病人的基础性、框架性的信息后，再依靠诊断的四个步骤来澄清、确认，就能保证治疗策略和疗效更可靠和精细。

克劳迪那：《黄帝内经》曰：**"睹其色，察其目，知其散复。一其形，听其动静，知其邪正。"** 意即观察病人的气色和眼神，明白神气是散还是聚；从整体观察，把握形体和神气的动静，了知邪正的变化。这部分可以再深入讨论一下吗？

李辛： 面部气色和眼神的光彩很重要，有光彩则有"神"，说明气还是舒展流通的，虽病但还不重，属于"常"态，易愈。如果皮肤晦暗无光，说明病久入深，真气不足，邪正反应不足，"神"弱而气滞不行，常常属于"逆"，难愈。

气色，提示更多有关气机和邪气的信息。白色多主寒、痛或气虚；青色多主寒滞、疼痛或血瘀、长期的郁怒；红色多主热或气实（有余）、气浮；黑色多主寒、闭，深层的瘀滞，水饮停留；黄色多为气虚、脾胃虚滞。

如果面部有特别的颜色聚集区域，提示在其相应的身体层面有问题。两眼之间色暗或凹陷，提示心脏有问题（如供血不足、心绞痛或先天心脏偏弱）；鼻尖发暗，提示胃中有寒；下眼圈发暗，说明下焦精虚或肝肾郁滞。儿童面色苍白无华，多中焦脾虚或下焦肾虚；小孩下眼圈及双目间发青，提示体质或神质敏感，容易怕黑、夜间易惊，神弱。

现代人过用手机和电子产品，有些人的脸色会过于鲜亮或浮红，这意味神气过于外散，精气不固；长久发展下去，面色会渐渐发暗、干枯，提示下焦精亏精虚。手掌暗黄，也是精亏之象。

肌肉松弛，多是中焦脾胃虚弱；肌肉过于紧滞，为气结之象，提示深部经脉不畅。

行动迟滞，不爱动，身体蜷缩，呈保护状，提示神弱、气虚。

如果患者容易激动，常常内有郁热或邪气。

克劳迪那：这些很好地说明了《黄帝内经》关于望诊的条文。但是，你前面提到个人的直观感受比这些气色或眼神的细节更重要吗？

李辛：是的，这种直观把握的方法，基于经验和细微的感受力。在后文的"针刺、艾灸、火罐和按摩"部分，我们会详细讨论医者的"内在训练"。

克劳迪那： 下面我们进入舌诊的讨论。

李辛： 舌诊很有用，它像一面镜子，反映了身体内部的状态，而非仅仅用来辨别邪气；能很直观地呈现内部的"虚或实"，而非简单的"寒或热"。

作为内脏的延伸，舌体的状态反映了内部脏器及身体深层次（血分）的状态。舌体软弱而小，主虚证或深层血分虚滞；舌体胖大，像长时间泡在水中，苍白、胀满而有齿痕，说明水饮停留，多为阳虚或气滞，甚或下焦精虚。

一般来说，只要有胖大、水滑、齿痕，是"虚而不收"之象，说明精气离散不阖。舌体柔弱，伸出无力，提示内脏和深层肌肉也处于同样的状况。

所以，舌体更多反映的是身体内部和体质的状态，舌苔则提示近期气机运行的变化。舌苔厚，为气滞，可能是由于饮食过度，中焦脾胃失调，或是寒邪伤于上焦中焦，阻碍了三焦流通，为实证。

另一方面，三焦流通不利也可能是中气虚或元气虚所致。所以，当我们看到某人舌苔很厚，只是意味着他的三焦运行有碍，要避免进入"点对点"的诊断思维，舌苔厚是由于热、寒、湿还是中焦、下焦的不足所造成，需要进一步的完整询问和观察，以此来确认更深的原因。

克劳迪那： 我过去学过，"舌苔的颜色和厚薄"可以提示邪气的种类：白厚苔说明有寒，黄厚苔有热，黑厚苔提示极热或极寒，要根据舌体的燥湿来界定。

李辛： 是的，这是教科书的内容，只能说"有可能"。传统的诊断是"四诊合参"，不能只根据一两个现象来下诊断，否则很容易被局部的各种症状引入歧途。中医讲求"整体观念""治病求本"，从传统"标本学说"的角度，以正气为本，要根据病人本来的形气神、神机、气机、病机的状态来决定治疗策略和方向。

总之，舌诊可以提示身体内部的状态和气机运行水平，舌体的形态色泽揭示了体内的基本状态；舌苔反映了近期气机的变化。永远不要只根据舌头来诊断邪气是什么，我们需要更多的证据。

克劳迪那：这是需要牢记的！最后，可以给我们谈谈脉诊吗？

李辛：诊脉时，我们需要体会脉的三个层面：

- 天、地、人。
- 两个原则：度、机。
- 相应。

关于天地人三个层次：

天：正常的脉象会随着时间，比如四季或日夜周期而不同，脉是否与天时相应，是脉诊的首要。《黄帝内经》道："**脉得四时之顺，曰病无他，脉反四时，及不间脏，曰难已。**"

意思是脉应四时，虽病不重；脉逆四时，很难痊愈。《黄帝内经》用"**权衡规矩**"四个字形象地描述了四个季节正常脉象的感觉。

春天：圆利流畅如规，像鱼在水面游动。

夏天：充沛在肤，洪大方正如矩，有万物充足盈盈之感。

秋天：轻平如毛，上下之势轻微如衡，或微沉下肤，如同蛰虫开始内敛。

冬天：沉伏至骨如权，有一种收聚于内的感觉。

同理，昼为阳而开，夜为阴为阖，白天的脉会比夜晚浮而在表。

地：因为各处地气不同，脉象会随不同地理环境而变化。比如在中国，南方人的脉会相对软而快，北方人的脉相对有力、沉一些；从体质和神质来看，南方人的骨骼相对清利，思维灵活一些，善于变通，而北方人大都骨骼坚实，肌肉丰厚，家族和社会的影响力会大一些。这种差异是由于不同的山川地理有其形气神的差异，而孕育出不同的个体。在古代，人口的移动和信息的传播相对于现代社会要少得多，所以居住环境的气候、地理和当地物质资源对个体的影响会更加明显。

所以，即使是同一种病，治疗的思路、用药的选择也需要因时因地调整。《伤寒论》的作者和《温病条辨》的作者，两者行医的地区不同，所处时代的气运大背景也很不相同。

人：有"常"与"变"两种情况：

• 对于健康者，因为性别、年龄和体质的个体差异，脉会有不同的变化。

女性的脉多比男性沉而软；老人的脉多比年轻人弱或脆硬；体胖者更多沉迟，像冬天的脉；体瘦者偏于数、浮、轻，像夏天的脉。

• 生病时，脉象与病情病势相应，则为常脉，为顺。比如：感冒或发烧，脉象应该是浮而有力，这是正气起而上浮至表，邪正相争的正常反应。如果脉反而弱或沉，则逆，病势与脉不相应，病情可能会加重。出现腹泻时，因气机往下向外，里气多不足，所以脉象沉、弱为常；如果脉反而出现浮而有力，脉证不相应，说明阳气不收，浮散在外，精气极亏，为逆，患者可能会有危险。

脉诊的两个原则

第一个原则：合机与合度。

合机，指在特定的时间、空间里，病情与脉象当相合。如前"脉应四时""脉证相应"。当此机，应有其象。

合度，意味着脉象的变化不仅仅应当与人，与病，与天时、地理相协调，而且应相对平和，不能太过，也无不及。春天脉浮为常，不及为病，太过浮，亦非常态。

第二个原则：相应。

在特定的机，有相关的脉象出现，而且合度，这就是**相应**。如前所说，脉与人，与病，与时，包括与面色的变化相应，则为"常"，病易已。这是一种和谐的呈现。

比如感冒，若病人体质不错，正气充足，脉浮而有力，即为"相应"。或者体胖的健康人，脉迟、沉而有力，如冬天的脉象，也是相应。

克劳迪那： 实际诊脉时，你是体会各部脉的整体感觉，还是按照寸关尺来感受各个位置所提示的相关脏腑的状态？

李辛： 我们需要灵活而不是机械地看待脉象。感受脉象就好像听一场音乐会，我们要感受在整体的旋律与节奏中，哪些是和谐的，哪些不是；感受手下的气与脉流动的状态：松还是紧，虚还是实，是阴脉还是阳脉，上与下、左与右之间的平衡度……每个人都有其正常的脉象，也一直在变化中。

感受真气和邪气的抗争程度，是强还是弱，是浮还是沉，感受在这个特定的"病机"里，会出现哪些"相应"或"不相应"的象。

所以，传统的诊断是先要知道患者的正常状态（常）应是怎样的，然后再看他的脉象是否在正常状态以内，或偏离的情况，这就是所谓的"知常达变"。

在临证时，**体会脉象的整体呈现**，比描述寸关尺各部的脉象是什么更为重要：

- 脉是虚还是实，提示是否有邪正抗争，或者真气是否充足。

- 浮还是沉，提示邪正斗争是在表还是在里，以及气机方向是开还是阖，病势发展是出表还是入里。

- 紧还是松，提示邪正斗争是否激烈，紧则病势甚，松则缓。也提示资源是否充足，紧多主不足，松则正气尚充；也提示渠道是否通畅，紧则多淤滞，松则多流通。

一般来说，如果右侧脉紧，说明有寒、气郁或者气分不足；左侧脉紧，说明血分瘀滞或精不足。因为左脉候内（里），右脉候外（表）。

- 迟或数，提示体内偏于寒或是热。

诊脉要考虑到这三方面：天、地、人；合机、合度；体会脉的整体呈现。但是要记住，切脉只是诊断方法之一，不能以脉诊来取代其他诊法。

观察病人的神色形态，询问症状，获得关于病机的基本认识，然后从诊脉获得进一步的证据来证实自己的判断，并鉴别和澄清其他可能的问题。需要四诊（问、闻、望、切）合参，这样才能得到完整可靠的诊断结果。

克劳迪那：你是如何"感受"病人的？如何做到病人一进入诊室，就能多少"知道"他的基本状态了？

李辛：我是通过四个步骤来感受、观察病人的。

望诊是诊断的开始，当病人进入诊室，在开始描述症状之前，我已经能大致了解他的基本情况了。

首先，我会观察和感受他的神是否稳定，精和元气是否充足，三焦气机是否在正常状态，病机处在顺还是逆的趋势中。然后，我会观察和感受他是否有邪气：寒、湿、血瘀、食滞、火……邪气位于哪里，在里还是在表。再观察他的身形（形之厚薄、气之虚实），观察他的应对（迟钝还是清晰），观察他的精神状态（动静、定散、虚实）。

接着，我开始问诊，询问其生命基本状态——睡眠、饮食、出汗、大便、小便、月经、带下、情绪、精力……这些能让我进一步明晰气机和病机的实际情况。所以，问诊是为了进一步确认前面对其神气、病机、邪正的预估是否准确，并不是无目的地问一遍。

之后，我会询问病史，发病过程、治疗方法与效果，了解患者整个过程的症状、反应和身心感受，这些有助于重建疾病发生发展和变化的完整画面，就像一条河流，有源头，有流布的过程；有开阖转化的方向；有层层推进的动力和当下的斗争状态、未来可能的发展趋势。

所有的信息和判断纳入当下的决策：

- **资源如何，正气是否有力量完成邪正斗争？**
- **渠道是否通畅？**
- **邪气的类型，在什么层次斗争？**

从而确定治疗策略：

- 开还是阖？
- 补还是泻？

- 打开上中下哪一层，气分还是血分？
- 根据邪气的特点和病机趋势——是通过汗（寒邪或郁热在表），或汗与小便（排出湿、热），还是大便（排出湿、热、浊、食滞或瘀血）来排出？
- 用药的刚柔、润燥、动静、走守如何选择？

感知力水平的不同，在望诊、触诊和问诊中获得的信息与直觉是不一样的。作为医生，需要不断地进行**"内在的训练"**，慢慢地让自己的内在静下来，就像把镜子擦干净，当下的一刻，任何细微变化都会显明于心。

静坐和站桩，是提升觉察力和感受力的基础。

总结

克劳迪那：总结一下本书中关于传统中医理论的内容，我们讨论了：

1. 如何理解个体正常的能量状态和资源（精气形神）：通过诊断的第一步骤（资源）和第二步骤（三焦），评估真气和气机的情况，这是关于"常"的部分。

2. 如何评估失常的能量状态：邪气入侵时的病理反应，通过诊断的第二步骤（三焦渠道：汗、大便、小便）和第三步骤（神、阴阳）及八纲（阴阳、虚实、表里、寒热）来评估邪正斗争和病机趋势。

3. 如何诊察、感受脉象，感知病人整体的呈现。

你还介绍了一些处理疑难问题的"诀窍"。在我们进入下一章之前，请总结一下每一个医生都需要牢记在心的基本原则吧。

李辛：下面这些传统中医的治疗原则推荐给大家参考：

- **定其神、审其势、利其行、握其度、顾其本。**治疗中，首先要稳定病人的神，神定则气机稳定；要明晰邪正斗争的发展趋势；要协助"第一个医生"完成邪正斗争，顺应原本的方向（开或阖、向表或里）以排除病邪；要减缓邪正的反应强度，使之在患者可承受的范围；要时刻留意本气（中气、元气）之有无。

- **通因通用。**即如果身体的反应方向想要开通，我们就顺应"通"的方向。比如中焦邪热或瘀阻所致的腹泻，"向下通"是人体正常的排邪反应，可用"大黄"这类泻下通利之品，来顺应本来的病机方向。

- **塞因塞用。**因为中气虚或下焦精气不足，导致出现阻塞的症状（如便秘），这时身体需要"阖"，可用补益药来帮助人体完成这个过程，如莲子、乌梅、肉苁蓉、人参等。治疗，是根据气机的方向顺势而为，而不只是为了解除症状。

- **其在表者，汗而发之。**即如果邪气在表，气机反应的正常方向是向外开，顺应之，可以汗法驱邪气。

- **其在里者，攻而下之。**即如果邪正相争的病机在里，气机的方向是向下，我们用有"降、泄"力量的药物。

- **大小不利，急则治其标，缓则治其本。**因大小便不利而病势紧急，虽非本病，但需要先治之，等到大小便正常，病势缓和后，再治其本病。

- **表解里自和。**表里同病时，如果里气尚足，气机的大方向是需要开表，表解后，里也自解。表和里是一体两面。

- **里和表自解。**表里虽同病，病机已入里为甚，当先和其里，而表气自开。从能量角度来看，三焦（表中里）三个层次，其实是一体的。重要的是根据本来的方向顺应之。

- **釜底抽薪。**如果壶里正在干烧，没有足够的水，可以把木柴（火）移开。比如，由于食滞、湿热所致的肠道阻塞而出现高烧，可用通便泻下的方法，快速减轻体内压力和过盛的火毒湿邪。

- **胃不和则卧不安。**中焦不和，神和睡眠易受影响。
- **引热下行。**内有郁热阻滞时，不能过于开表（辛味的风药），否则会加剧热象（风火相煽），可以以通利大小便，引热下行。

克劳迪那：这些原则，都是关于治疗的大方向吗？

李辛：是的，选择正确的方向是疗效的关键！用药时，应根据药物的性或味来调配合适的作用方向；针刺的目的，也是调整气机的方向。治疗中，面对种种症状，不能点对点思维、对症用药，调整气机的大方向更为重要。

第二部分

本草治疗

第一章

○

本草历史与经典著作

克劳迪那：我们能从本草的源流说起吗？你觉得哪些著作是本草学的经典？

李辛：有三本关于本草的经典著作：

- 《黄帝内经》，分为《素问》和《灵枢》。
- 《神农本草经》。
- 《伤寒杂病论》，包含两部分：《伤寒论》和《金匮要略》。

还有《脾胃论》和《温病条辨》，这两本书不厚，很值得学习。

克劳迪那：在远古的记忆里，神农氏和黄帝是两位帝王，他们的行迹常常出现在民间故事、历史记录和传奇里。从我所阅读和听闻的资料来看，神农氏和黄帝像是神话人物，我们不能确认《黄帝内经》和《神农本草经》真的是他们写的，更可能是一些不同流派的医生共同汇集而成的。

据传神农氏是住在黄河附近的"炎"部落的首领，某日，一凤凰飞临该地，衔来一株有九穗的幼苗。神农氏拾起后种于土中，幼苗慢慢长大，结出了谷物，人们吃后变得强壮了。

于是，神农开始栽种这一被称为"谷物"的植物，这是炎帝又名为"神农"的由来。

"神农"的意思就是"伟大的种植者"。虽然传说中神农氏在农业及医学领域都有很大的贡献，但是我们却无法找到太多关于他的历史记录。《神农本草经》可能是集秦汉时期不同医家的思想而成的。

李辛：继《黄帝内经》和《神农本草经》之后，《伤寒论》是学习本草使用的最重要的一本临证实用手册，简明易解。

克劳迪那：我们可以先介绍《黄帝内经》吗？这本书非常有名。

李辛：《黄帝内经》成书于秦末汉初（公元前一或前二世纪），记录了黄帝与他的私人医生 —— 岐伯、雷公等人之间的对话。

该书由两部分组成:《素问》和《灵枢》。

《素问》由唐代太医王冰编辑而问世。在此之前，这部书藏而不见于世，只有特别聪慧的弟子才有机会学习。书中讲述了中医生理学：人体的能量系统，气机的正常状态，脏腑与经络，以及古代人如何调神，如何与自然、环境和谐共存；书中也讨论了病邪侵袭时人体的反应；还有脉诊以及本草、针灸的使用原则等。

《灵枢》共八十一章，多次失传，直到宋朝，史崧在家中发现了这本从汉朝流传下来的著作，加以校正而流传于世。相较于《素问》，《灵枢》以更多篇幅介绍了针刺的内容，穴位和经络，以及疾病和相应的针刺治疗。（关于《黄帝内经·灵枢》的若干选读详见附录二。）

克劳迪那：在《黄帝内经》的本草治疗的内容里，有哪些对你的临床思路产生特别的影响？

李辛：《素问》第五章《阴阳应象大论》介绍了因为本草**"气味阴阳"**不同，所具有不同的作用效能和方向。

- 阳为气，阴为味。
- 阴味出下窍，阳气出上窍。味厚者为阴，薄为阴之阳。气厚者为阳，薄为阳之阴。味厚则泄，薄则通；气薄则发泄，厚则发热。
- 气味辛甘发散为阳，酸苦涌泄为阴。

简而言之，不同的药物，气味各有厚薄，气为阳，味为阴。药物的作用，其补或泻，升或降，开或阖，都取决于"气味"的适当选择与调配。在我看来，气与味才是最根本的，也是理解处方用药的关键。

克劳迪那：我对《神农本草经》了解甚少，这本书有什么特别之处呢？

李辛：神农氏是农业、动物养殖以及医学之祖，早于黄帝时代。神农的传说讲述了本草的起源和被发现的过程。古人认为，药物的使用，并非源于反复的摸索和试错，而是神农本人品尝每一味药的经历。据传神农一天会尝七十多味草药，他有特别精微的感受力，能把每味药的"气、味"以及在体内作用的方向和效能，有毒无毒等内容记录下来。这就是"神农尝百草"的传说。

这本书最有价值的部分，是关于中药的分类。书中将三百六十五味药分为三大类："上药""中药"和"下药"，也即"上品""中品"和"下品"。

在《神农本草经》里，"上药"常常用作"君药"；"中药"多用作"臣药"；"下药"为"佐药"和"使药"。这个"君臣佐使"的观点与现代书籍中的并不相同。在那个时代，上品的"养命应天"是治疗的重点，中品"遏病补虚"次之，下品的"治病"再次之。

现代会把每个方剂中起决定作用或剂量较大的药物称为君药。任何一味药在不同的处方中既可以是"君"，也可以是"使"，现代的大部分中医往往不再考虑它是属于"上品""中品"还是"下品"。

"上中下三品"的分类方法，清楚地告诉我们每味药的性能趋向、安全性、能否长期服用、它的副作用及其进入体内的运动输布方向。该书文字简洁，对于适应证的描述也相当准确。

在现代，大学教材的每味药后会罗列大量的主治功效等，而对于药物的"品性"，是作用于"神"还是"气"或"形"以及"势能方向"忽略太多，而这些才是对药物理解的精华部分。

克劳迪那：能详细介绍一下这三品吗？

李辛：首先是**上品**：由一百二十味君药组成，其特点是：

"主养命以应天。"

"无毒，多服、久服不伤人。"

"欲轻身益气，不老延年者，本上经。"

即如果想要身轻体健、益气、长寿，用上品。

上品与"养命"有关，这个"养"的观点很重要。不同于现代人喜欢"治""抑制""消除"或者"抗"——抗病毒、抗菌、抗衰老，听起来像是在抵抗自然和规律，很费力地斗争。

"命"，寿命、性命，也指生命的精华、精气神。上药通常有补养精气的作用。

"应天"，上品药多有"安神""安魂魄""定志""通神明"的效用，这是"调神"。"调神"是《黄帝内经》里最重要的观点，疾病的发生虽然在物质层面的肉体上呈现，背后却是能量系统的失衡，源头是个体之"神"的混乱，与天地节律，与大自然的失联。

"无毒，多服、久服不伤人。""毒"有两个意思：一者，毒性；二者，偏性。上品药气味不厚，多为平和之品，可以久服。虽然不少药物有一定的

"开"的力量，但大部分以"守""阖"为用，多有收阖精气、保养神气的特点。

下面是我们常用的一些上品药：

朱砂*、紫石英、芒硝、滑石、菖蒲、菊花、人参、天冬、甘草、地黄、白术、苍术、菟丝子、牛膝、玉竹、柴胡、麦冬、车前子、木香、山药、薏苡仁、泽泻、龙胆草、细辛、石斛、巴戟天、天麻、灵芝、芎劳（川芎）、黄连、蒺藜、黄芪、肉苁蓉、防风、蒲黄、决明子、丹参、五味子、地肤子、红景天、茵陈、沙参、桂枝、肉桂、枸杞子、橘柚、茯苓、酸枣仁、檗木（黄柏）、五加皮、杜仲、桑寄生、女贞子、藕实茎、大枣、冬瓜仁、龙骨、麝香、阿胶、牡蛎、龟甲、桑螵蛸……

标注：

朱砂，又叫丹砂。在道家是非常重要的药物，现代有观点认为朱砂主要成分为硫化汞，而硫化汞含汞，所以有毒。

古代医家认为："朱砂忌火煅，火煅则析出水银，有剧毒。"前提是，朱砂里的硫化汞需要加热到一定的高温，里面的汞才会析出。

水煎的汤药，温度≤100摄氏度，常用量也很微小，亦不需要长期服用，所以适量口服对于人体是安全的。

传统中医认为，朱砂对人体产生效果并不是因为它的物质成分，而是信息，一种类似阳光的温暖而稳定的保护性信息场。所以，可以利用朱砂的这种特性，微量外用，涂抹在百会、印堂、劳宫、涌泉这些穴位，亦可起到安神和保护的作用。

接下来是**中品**，一百二十味臣药，其特点是：

"主养性以应人"，中品也是以"养"为主。"性"，因人而有阴阳、虚实、寒热之别。

"无毒有毒，斟酌其宜"，这一品药里，有的有毒，有的无毒，需要根据不同的体质、病情，斟酌选用其合适的。

"欲遏病补虚羸者，本中经"，要调治不同疾病，补益虚劳，可用中品药。

中品以"养性"（不同个体的自然偏性）为用，恢复人体的失衡状况。中品的"气味"往往比上品要强烈，用以打开不同的层次，其基本效能，多以"泻"和"开"为主。

常用的中品药如下：

石膏、磁石、阳起石、铁精落（生铁落）、干姜、葛根、天花粉、苦参、当归、麻黄、通草、芍药、瞿麦、玄参、秦艽、百合、知母、贝母、白芷、淫羊藿、黄芩、白茅根、紫苑、白鲜皮、藁本、萆薢、地榆、海藻、泽兰、防己、牡丹皮、款冬花、栀子、吴茱萸、桑根白皮、荆芥、竹叶、枳实、厚朴、山茱萸、猪苓、龙眼、梅实（乌梅）、鹿茸、羚羊角、鳖甲……

最后，是**下品药**，共一百二十五味，为佐使药，其特点是：

"主治病以应地，多毒，不可久服"，天者，阳也，神也；地者，阴也，形也。下品药多用以治疗有形的疾病，大多有毒（气味、偏性大），不能长时间服用。

"欲除寒热邪气，破积聚，愈疾者，本下经"，明确了下品药不是"养"，是除寒热邪气，"破"意味着力量很强大，有破坏力。"积"，指气分的郁滞，"聚"，指血分有形的瘀滞、肿块。

所以下品药是针对疾病的。其有毒、作用迅速猛烈，在治疗疾病的同时，也可能会伤害人体，不可久服。下品药的气味，比前两类都要厚重强烈很多。

常用的下品药有：

蜀椒、代赭石、大盐、附子、乌头、天雄、半夏、大黄、葶苈子、桔梗、白及、萹蓄、白头翁、连翘、夏枯草、蜈蚣、水蛭、桃仁、杏仁……

克劳迪那：十分有趣，也很惊讶，一些药的分类和我估计的不同。

我过去以为龙胆草和细辛并不安全，但它们却属于上品药；而半夏和桔梗却是在下品药的。你觉得这种分类可靠吗？

李辛：《神农本草经》对于药物的分类来自道家的传统，是以"神"和"气"为基础的。

"上品"药，多能稳定神机。其中许多矿石类药和草药，有"养精""通神明"的作用，也是道家服食之品，比如：白术、地黄、茯苓、天冬、麦冬，是古代修炼者常用的助道之品。稳定和充养"精气神"，是纳入上品的主要原因。

"中品"药，作用在不平衡的气血层面，调理气血，补虚泻实，顺应气机的开阖方向。所以，中品药主要是调和阴阳、寒热、虚实。适合邪气不甚或本气自病的情况。

"下品"药，其作用更重于"肉体层面"，会引发一场真正的"革命"。能强烈地改变气机运行的方向，攻击病邪。药性猛烈，作用迅速，但有毒性和副作用。

以上的分类原则确实和现代教科书大不一样，原因有很多，其中之一的可能是，它是由精微感知极强的先人记录传承而来，他们的气血通畅程度与普通人不同，而现代人与当时的普通人体质又有很大的区别；另一种可能是，中国南北东西中的地理环境和气候差异极大，因此，同一种类及名称的药物在不同地域和时代的认定，以及实际的性味上也可能存在较大的差异；抑或有一代代传抄导致的错讹。我们不必拘泥于少数几味药物的不同观点，重要的是学习它的分类思路和气味描述，作为参考，但在实际运用中，我们可以做出自己认为更安全的选择。

在平时的学习和实践中，我常常带着学员一起尝草药，发现不同的阴阳、寒热、虚实的体质，对于相同的药物的感受区别很大，而剂量、煎煮法、不同药物的组方配比都会有不同的区别，我们需要根据自己身心的感受和变化，来体会其作用，进而渐渐发展到，体会这些药物和不同的组方在不同的人体内将会发生的影响和变化。

比如，现代书中认为"麦门冬，性微寒"，而《神农本草经》认为其性平。尝过后，我发现麦门冬并不寒，所以"主伤中伤饱，胃络脉绝，羸瘦短气"。

近代，中医用药已不太思考本草的**"气味"**导致的**"升降开阖"**等药势了，而是依据其功能：祛寒、清热、排毒、利尿、通便、止咳、活血……进入"概念化"而非"意象化"的学习，这样虽然方便初学者记忆，但却会窄化、僵化对本草真实面貌的理解。

传统中医不是这样用药的，他们在"神"与"气"的层面，观察、思考和实践。他们会先判断这个病人正常的气机是如何运作的，找到邪正斗争的层次和病势的方向。他们的诊断和治疗策略是以**"能量的运行方向"**为基础。

所以，在药物的理解和应用上，也是基于**"药势"**——药物进入人体后的势能方向与特性：开或阖，升或降，走或守，厚或薄……而"药势"的不同，与每味药的气味和在处方中的剂量比例有关，与煎煮法和煎煮时间也有关。

《神农本草经》还告诉我们：**"凡欲治病，先察其源，先候病机。五脏未虚，六腑未竭，血脉未乱，精神未散，服药必活。若病已成，可得半愈。病势已过，命将难全。"**

医生在面对病人时，首先要感受和观察病的源头，病机与邪正发展的趋势。如果五脏未虚，六腑未竭，血脉未乱，精神未散，服药必活，如果病情深入，成为患者形神的一部分，可得半愈。如果病势已过，难以复正，则很难治疗，有生命危险。

克劳迪那： "病势已过"是什么意思？

李辛： 势，即当下病人精气形神状态和未来的发展趋势的"全貌"，"病势已过"，意味着资源不足，病邪深入，患者缺乏恢复的条件，医生可施展的空间和时间也不够。传统称之为逆证。

克劳迪那： 下面我们来谈谈《伤寒杂病论》。

李辛：《伤寒杂病论》成书于东汉末，作者张仲景。本书分为《伤寒论》和《金匮要略》两部分，前者从人体"阳气"如何进行抗病修复反应的角度，介绍了以"伤于寒邪"为主的外感"新"病的发展过程和诊治法则，后者更多地介绍了各类"旧"病，大部分是各类内科疾病的治疗理路。

张仲景生活在今天的河南地区，他根据药物的"气味阴阳"，调配出适合当下气机和病势的处方，是该书尤其重要的学习内容。

《伤寒论》介绍了人体伤于寒邪后，邪正斗争的病势的六个发展阶段。分别是：

太阳—阳明—少阳（阳证的层面），太阴—少阴—厥阴（阴证的层面）。如果病势在三阳的层面，说明真气未虚甚，尚有能力与邪气积极抗争，即阳证。如果病势深入三阴，说明真气已虚甚，病邪由表入里，渐次深入。

临床中，虽然不同的患者会表现出不同的症状，但张仲景不是对症治疗，而是根据病人的神色形态、脉象，把症状作为"指示牌"，以正气或阳气的受损程度而呈现出不同水平的邪正斗争反应，用"三阳三阴"六个层次来明晰分类。

出现阳证与阴证的背后力量，依旧是正气的有无，邪气的进退。由此，明确了病势各阶段的诊断和治疗的大方向，然后利用合适药物的气味和剂量，组方用药，以**"胃气为本""阳气为本"**来调整患者病情发展的**势（趋势和方向），机（开、阖、枢）以及度（药物气味与剂量的合度）**。

不同于《黄帝内经》的说理比喻，《伤寒论》是一部非常清晰的实践型著作。它明确地告诉我们，当下的"势"是在"阳"的状态，还是"阴"的状态，可以做什么？需要避免什么？什么是合适的"机"，可以发汗，或下，或利小便？什么是危险的"机"，需要"扶阳气""保胃气"，或"存津液"？什么情况下，病情未来发展的"势"，会由"太阳"转为"少阳"，而且"太阴"已呈现不足之象，此为"病进"；什么情况下，因为治疗得法，将息调宜，病势正由"太阴"转"少阳"而出现"少阳发热"，此为"病退"，而病势"由阴转阳"。

《伤寒论》也清晰地告诉我们，当此之机，我们如何做，尤其是如何以病机的进退为依据，以"气味"为用，调配出合适的"药势"之方，而非对症下药。（详见附录三:《伤寒论》选读。）

如果认真研读《伤寒论》，我们就能从邪正和疾病入袭的层次，以及人体正气的反应模式，来理解疾病的本质和治疗的重心。如果能领悟以**"气味、阴阳、开阖、厚薄"**的传统思路来处方用药，在解读其他医生的处方时，就会更清楚地明白其辨证的大方向和处方的药势是否相合。面对历代的经典名方，也会清楚地理解其源流、特性，及内在的组方逻辑。所以，《伤寒论》又被称为"方书之祖"。

克劳迪那：你还说过，《脾胃论》也是你最推崇的著作之一。

李辛：是的。这本书作于金元时代（大约十三世纪），作者李东垣，是当时名医张元素的学生，张元素可以说是第一位完整阐述了本草**"气味、升降、浮沉"**法则的医生，著有《珍珠囊》。这些原则虽在早期的医书，如《黄帝内经》中多有提及，但从张元素和李东垣先生开始，标志着"精微化"用药方式的出现。

据史载，李东垣的医学之路，源于其母久病而未得良医，辗转更医，疗治无效而离世，从此，李东垣一心向学，著有《脾胃论》《内外伤辨惑论》等医作。这本薄薄的《脾胃论》，是我在大学时阅读的第一本中医古籍。记得当时是大学二年级，我坐在图书馆，硬着头皮一个字一个字地往下看，字都认识，但不知道是什么意思，直到看到**"元气不足，阴火上冲，谷气下流"**这一段，突然明白了：当元气虚弱时，体内气血就失去其本来的运作方向，虚火向上（上火、虚热、出汗），而中气下泄（泄泻、腰腿无力）。

此后，我从历代注家里关于"阴火""谷气"的概念辨析里跳了出来，不再试图把李东垣所述与课本里脏腑辩证的证候逻辑进行"思想上的统一"，而是理解到重点在于**"方向"**与**"格局"**。这正是现代中医所遗失的传统辨治精华。

李东垣生活的时代，内政衰弱，常有外敌入侵，人民颠沛流离、衣食不足，体质下降，多有中气虚弱引发的各种问题。李东垣发展了以**"补中"**为入手处，调治各类常见病的学术思想。据载他"明于性味、精于针药"，处方用药时注重药物的**"升降浮沉"**和**"气味厚薄"**，能够针药并用，疗效卓著，成为金元时期"四大医家"之一。

李东垣的处方通常比较温和，用药精致，剂量调配细腻，我在临床中会常常用于脾胃之气虚弱的患者或体质不良的老年人，"补中益气汤"是他最著名的方子。

克劳迪那：下面，我们进入到清代的《温病条辨》，这本医著在中医临证的意义是什么？

李辛：《温病条辨》的作者是吴鞠通，他以类似《伤寒论》的体例，以上、中、下三焦为纲领，简明扼要地教导温病的辨证理路和遣方用药。在他之前的医家，更多使用气味辛、温，发散行表之品（如麻黄、荆芥、防风、羌活），加上苦寒、甘寒之药（如黄连、黄芩、黄柏、石膏）来治疗外感温热病。

在汉代和唐宋时期的方书里，常见这类气味偏于雄壮厚味的方剂。我相信在那个时代，对当时人民的体质和病机是适合的，但由于气运、生活的变化，人民的体质也在变化中。

对于大部分形体薄弱的现代人而言，汉唐的"雄厚之法"已经不再适合了：过于味苦，则药势偏里而入于血分，易伤中气；过于辛温，则发散太过动风助火。在清代南方行医的吴鞠通先生，面临的也是这样的挑战：古方不合于今病。

《温病条辨》介绍了另一种用药思路：**用"微苦微辛、甘淡凉平"、轻灵流通的药物来轻宣疏透热邪。**比如菊花、金银花、桑叶、枇杷叶、连翘、芦根、紫苏叶、佩兰、薄荷等。这类气味看似轻柔的药物，恰到好处地解决了过去配伍的缺陷："微辛"，既能流通上焦风热之邪气，疏通皮表之经脉，又不会助热生风；"微苦"，能清透血分和中焦之淤滞，保持气机的流通，又不至于"过苦"而伤脾胃。

《黄帝内经》《神农本草经》《伤寒杂病论》和《温病条辨》这四部著作，又被称为"中医四部经典"。加上《脾胃论》，在传统本草的学习中，是必需的入门书。尤其是《伤寒杂病论》和《温病条辨》，前者偏以**"六经之进退"**来讨论寒邪为病的气机病机变化，后者以**"三焦之变化"**专论温热、湿热之证，病邪虽异，但两书对于人体**"气机之开阖""病机之进退顺逆"**和**"药势之气味升降"**的认识是一致的。如果能掌握这些基本原理，不论外感病还是内伤病，都能"万病一法"，随机而变，顺势而为。

第二章

○

本草的性能：气与味

克劳迪那： 我相信，如果在诊断上，明晰了"气机虚、实、开、阖"和"病机进、退、顺、逆"的大方向，在本草应用中，掌握了"气味、阴阳、升降、浮沉"的调配原则，我会成为一个很好的开汤药的中医师。

在前一章节中，我们已经详细讨论了第一个原则：气机和病机。现在，我们可以就气味、阴阳来讨论本草的用药原理了！

李辛： 在传统本草学，**"气"** 和 **"味"** 构成了药物性能的基础。

李东垣在《脾胃论》的 **"君臣佐使法"** 一节里说：**"凡药之所用，皆以气味为主，补泻在味，随时换气。"** 指出补泻效能的基础是"味"。关于《阴阳应象大论》的"味厚者为阴，薄为阴之阳；气厚者为阳，薄为阳之阴。味厚则泄，薄则通；气薄则发泄，厚则发热"，他做了如下阐释："味之薄者则通，酸、苦、咸、平是也；味之厚者则泄，咸、苦、酸、寒是也；气之厚者发热，辛、甘、温、热是也；气之薄者渗泄，甘、淡、平、凉是也。渗谓小汗，泄谓利小便也。"

关于气味，历代观点略有不同，除了李东垣的著作，他的老师张元素的著作《医学启源》，以及明代李时珍《本草纲目》开头的"序例"一节，可以互相参看。

此书所重视的是传统的"气味"学说。在《珍珠囊》一书里，张元素说："夫药有寒热温凉之性，酸苦辛咸甘淡之味，升降浮沉之能，互相气味，厚薄不同，轻重不等，寒热相杂，阴阳相混。或气一而味殊，或味同而气异，总而言之，不可混曰；分而言之，各有所能。"

这里指出了药之 **"性""味"** 和 **"能"**，而且每一种药 **"气味厚薄"** 不同，或气一而味殊，或味同而气异，说明每一味药都有"气和味"两部分，但各有偏重。而在传统本草遣方用药中，还必须留意我们选择的每一味药，是**"取其气"**还是**"取其味"**，这一原则也体现在本草的采集、炮制、剂量和煎煮法中。

按《黄帝内经》所述，气为阳，味为阴，不同的药物，有的偏重于"气"，有的偏于"味"，但都是气味兼具，唯厚薄不同，寒热有异，加之出产之时节、地理，采集根、茎、枝、梢、皮或花叶等各不相同。所以在能量层面，其寒热、阴阳、开阖、升降、动静、润燥、走守等性质各有不同，这些不同方向和层次的效能，称为**"药势"**。

可以想象，药物本具的"势能"，进入不同的人体或气机病机格局中，会与该个体的能量结构、渠道与运行方向产生"合化"作用，其结果是因人因病而异的。

总体而言，"气"在古代本草学有两个含义，一是中药"寒、热、温、凉"的特性，如近代常说的**"四气五味"**，这里的"四气"也就是"寒热温凉"四性。不同医家会用"气"或"性"来表达。"气"的另一个含义相对于"味"，是通过选择特定的药物、剂量与煎煮法来获得不同层次的药势效能。

古人用"气"和"味"，来描述本草"药势"的两个不同的基本层次和方向：

"气"，属阳的部分，多作用于气分，开通三焦气分，偏于流通、开泄、行表或运中、通行经脉。在配伍用药时，如果我们希望达到以上"流通气分和表层"的目的，首先，我们可以选择形态偏于薄而轻，或偏于"辛甘淡"气味的药物种类。如薄荷、紫苏叶、菊花、防风、荆芥、陈皮、佛手。

其次，"用量小""煎煮时间短"，也是为了取其气。在炮制中用酒，或选用散剂以开水冲服，也都是为了发挥该药"气"的一面。

"味"，属阴的部分，这一类药物，或多味重之品（酸、苦、咸），或色深、形厚、质重，多为根茎类。

在煎煮时，如果需要取其味，可以加长煎煮时间，用药剂量加大，最后的汤汁会比较浓稠。

取其味，目的是为了作用于人体血分、下焦等深部层次，或补益精血（如熟地黄、肉苁蓉、巴戟天），或降阖气机，流通血分（比如黄连、大黄、芒硝）。

克劳迪那：所以，每一味药的气味源自其"自身的个性特质"（如同人格特质），以及相应的煎煮方式？

李辛：是的。比如在《伤寒论》里有治疗**"痞证"**的大黄黄连泻心汤，成分是黄连、大黄、黄芩，属于味厚之品，尤其是前两味，煎煮法是"以麻沸汤二升渍之须臾，绞去渣，分温再服"。麻沸汤即有极小气泡冒出的将滚开水，用来泡取其**"轻清之气"**，以消虚热，引气下行，避免久煎而取其**"厚重之味"**，苦寒更伤中焦之气。因为"痞证"多为伤寒汗后，复遭误下，以致表里俱虚。

还有一点非常重要：具有相近气味的中药可以替换使用。这为处方增添了很大的灵活度，尤其是当需要的药物不全时，可以用气味相似的药物，配出我们所需要的"药势"。

克劳迪那：偏于"气"的中药可发散、升浮、流通经络、运行气血；偏于"味"的中药多有收阖、滋养、沉降、化瘀的作用。那么，矿物类和动物类药是怎样的？是否也符合"气"和"味"的原则呢？

李辛：是的。相对于草药，大多数动物类药物的味更厚一些，所以常常用于中下焦血分，属于精和血的层次。常用的补益类如鹿茸、阿胶、龟甲，流通类如水蛭、蜈蚣、全蝎、地龙，这些药物也有清理血分瘀毒的作用。

很多矿物类和贝壳类都有在信息层面调神的作用，如朱砂、紫石英、生龙骨、生石决明等，有的可以调整气机，升浮者沉降，开散者阖收，如磁石、生牡蛎、滑石、石膏、代赭石、灶心土等。

有观点认为，矿物、贝甲类会损伤胃气，这是一种误解。虽然这些石头、贝壳确实很硬，但除非是打粉，直接大量口服，才可能损伤胃气。通常，矿物类用水煎煮，取其无形的"神"和"气"的部分，不会造成损害。

克劳迪那：药物的气味，决定了其药势在体内的布散方向和层次：或升浮而开表，或沉降而下行，或运开中焦、阖补下焦……那么，一张处方是不是也能体现出和合的"气"和"味"呢？

李辛：是的。这正是**传统本草方剂的配伍原则：因于气味阴阳，升降浮沉、开阖走守，合于病人的神机、气机与病机**。有时候，当患者向医生描述他曾经吃过的方剂的味道，即使不看具体的组方成分，我们也可以大致了解其补泻和方向是否得当。

比如，常常有小朋友得了普通的感冒，吃了一周的汤药无效，再来找我，说起味道一脸苦相，家长描述煮的时候一大包，药汤的味道很重，尝起来又酸又苦，说明这是一副"味"厚重的、偏于阴的方子，而病人只是普通感冒，属于表证，需要"轻开上焦"，且儿童相比成人，需要相对偏轻的剂量，那么，这个就属于药证不符。

克劳迪那： 关于"气"和"味"，能讲一些常用的法则吗？

李辛： 我想引用《素问·阴阳应象大论》中的内容，这是讨论"气"和"味"的第一部著作。

- **"形不足者，温之以气。"**

即如果形气不足，可以用"性温"而以"气"为用的药物，以温养本气。这是用阳的力量，一般是用小剂量，约5~15克，煎煮时间不需要太长。

比如：补中益气汤，里面有黄芪、人参、甘草、当归，都是甘温或甘平之物，这就是温之以气。

- **"精不足者，补之以味。"**

如果下焦精不足，需要用以"味"为主，有"补益"力量的药物。

植物类有熟地黄、肉苁蓉、巴戟天、五味子、山茱萸等，动物类有鹿茸、阿胶、龟甲、乌鸡、羊肉等。一般来说，这类药物的质量较厚重，多为根类、动物类或种子类，常常色较深或色黑。

相对来说，"取其气"则用量轻，煎煮时间短，"取其味"则用量较大，煎煮时间较长。药性的寒热，需要根据病人的寒热状态相应调整。

按古法"十剂"之说，此亦"补可去弱"之法。

- **"阳化气，阴成形。"**

药势之"气"属阳，偏于动态，能够化生、推动、促进人体之气的运行；药势之"味"属阴，能够帮助形体的保持、生成、聚阖。

- **"阳为气，阴为味。"**

即药物的"气"属阳，"味"属阴。

- **"味归形，形归气，气归精，精归化。"**

即"味"有助于滋养、化生有形之肉体；形体的健康充实有助于气的生成；气机的正常运转有助于精的持盈；精的充盈，又能助化生气。

这里讲的是人体之精、气、形的互化过程。

- **"味伤气，气伤精。"**

过用厚重的"味"会损伤"气"，过用猛烈的"气"会损伤精。

如饮食过于厚味重滞，会影响消化和气机流通；如过用"酸苦咸"厚味之药，也会如此；而过用"辛甘、发散、温通"之药，如同饮食过于辛辣、饮酒过量，会使得人体之气运行过于亢奋，导致阳极伤阴，甚而伤精。

- **"阴味出下窍，阳气出上窍。"**

即"味"属阴，其药势下行，如大黄、瞿麦、葶苈子、黄柏、防己、芒硝，多苦寒、酸寒之味，可以通大便、泄小便，并能通泄中下焦血分之滞热而从下窍出。故大小便，并妇人月经带下，皆为内邪外出之道。此亦**"通可去滞""泄可去闭"**之法。

"气"属阳，药势多上行至头面五官，如"黄芪、生姜、升麻、葛根、麻黄、桂枝、藿香、苏叶"之属，多辛甘发散为阳，可以宣发阳气，上行至头面而走清窍，故有聪耳明目之能，益胃助阳之功。亦**"轻可去实""宣可去壅"**之法。

- **"清阳发腠理，浊阴走五脏。"**

同上，"气"属阳，此类药多轻清之品，轻开腠理、宣通上焦皮毛；"味"属阴，此类药多重浊之物，或阖聚精气，补养五脏，或通行化滞，行其血分。

- **"清阳实四肢，浊阴归六腑。"**

清阳（气）行于表，通达经脉，协运中焦脾胃之气达于四末，故能"实四肢"；浊阴（味）阖降为用，故能通利六腑。

- **"味厚者为阴，薄者为阴中之阳，气厚者为阳，薄者为阳中之阴。"**

即味厚属阴，味薄为阴中之阳，气厚属阳，气薄属阳中之阴。

这是说明气味虽有阴阳之别，因其厚薄，又有阴（味）中之阴阳，阳（气）中之阴阳；厚薄之别，即药势开阖走守之异也。

- **"味厚则泄，薄则通，气薄则发泄，厚则发热。"**

承接上文，味厚之药，阴中之阴，药势沉降，有开泄之功，通泄大小便（如大黄、芒硝、防己）；味薄之药，阴中之阳，有通利之功，畅达表里血分（如柴胡、羌活、独活、川芎）。

气薄之药，阳中之阴，有发泄之功，开通表里气分（如茯苓、猪苓、泽泻、桑白皮、牡丹皮，能透表气利小便）；气厚之药，阳中之阳，有助阳生热之用（如附子、乌头、肉桂、木香、干姜、吴茱萸）。

以上药物示例源自李东垣的观点，供大家参考。在实际应用中，因每味药物"气"与"味"俱有，或偏重一侧，或气味俱薄，或气味俱厚，在临床实践中，需多方考虑。

- **"辛甘发散为阳，酸苦涌泄为阴，咸味涌泄为阴，淡味渗泄为阳。"**

辛甘之药，发表散邪为阳；酸苦之药，涌吐泄下为阴；味咸之药，亦涌吐泄下为阴；味淡之药，渗利三焦、泄气下行，属阳。

所以，辛、甘、淡属阳；酸、苦、咸属阴。

还有几条原则，在临证用药时非常有用：

- **药势的大方向：开阖之道，厚薄之用。**

明晰处方"整体的药势开阖方向"是最重要的，而非功能主治。

是辛甘发散为阳，还是酸苦涌泄为阴，是厚还是薄，是开还是阖，这些基本的方向，决定了是"实四肢"，还是"归六腑"；是"发腠理"，还是"走五脏"；对于这个具体的病人，达到了补还是泻、寒还是热的效果；是走气分，还是走血分；是开上焦，还是补中焦，或是运降中焦、阖补下焦……

- **高巅之上，唯风可及。**

头面部的疾患，不能缺少风药（辛味药），风者，阳也，比如鼻炎、眼疾、头痛、慢性中耳炎、口腔溃疡、老年痴呆、中风后遗症等。风药在汉、唐、宋、金元时期使用广泛。孙思邈的《备急千金要方》，宋代《太平惠民和剂局方》，以及李东垣的著作里有大量的记载。

- **不传之秘，在于剂量。**

处方用药最大的秘密，在于方剂中每味药的剂量与相互的比例。

比如桂枝汤：内有桂枝、白芍、生姜、大枣、甘草，《伤寒论》的剂量是桂枝、白芍各三两，炙甘草二两，生姜三两，大枣十二枚。全方以辛温（桂枝、生姜，气分药）为阳为开、甘温（大枣、甘草）为阳为阖，芍药（血分药）微酸苦、凉为阴为开泄并酸收。总体方向是，温开中上焦，并温补中焦。

如果增加芍药的剂量2～3倍为君药，此方的气味将由阳转阴，较前略"味厚"，方向就变为阖、降、收，更多进入中焦和血分；如果把桂枝或生姜的量增加2～3倍，此方气味会变得更为"气厚"，增加了温、热、开的力量，方子的功效会更倾向于开腠理、通经络、散寒祛湿。

所以，不能只是"按方开药"，必须熟悉每一味药的"气味""升降""寒热""厚薄"，以及组合之后的药势，这是一种"复合势能"。

第三章

○

中药的分类

克劳迪那：《神农本草经》把中药分为三类：上品、中品、下品（关于《神农本草经》常用中药的详细介绍，可参见附录一）。在我们进入方剂讨论前，你能否按照临证思路来列举一些常用的中药，依据其"气味"、作用层次和方向进行分类？这对我们理解方剂的药势会有很大帮助！

李辛：下面讲述的只是一种示例，我会以表格的方式，按照前面理论部分的诊断步骤，尽量让大家一目了然地看到某个药会在哪个层次发生效能（下焦、中焦或上焦），其方向是开还是阖，是气分还是血分。

在每个层次，会标明药物的作用、方向，描述每味药的性、气、味，并摘录《神农本草经》和《本草纲目》里有关的条文，以描述它的特质。另外，凡是属于《神农本草经》收录的药物，会标出"上品""中品""下品"。每一味药都有一个"概括的小标注"（这部分最初是提供给西方中医学生加强理解和记忆，经过斟酌，中文版将此加以保留，供初学者参考）。如果我们能清楚病人的资源状况、气机和病机，那么通过这些表格的提示，开处方会更容易。

必须说明，表格中的内容只是我个人的实践经验和体会，其中，部分药物的性味感受与流行的观点略有不同，仅供大家参考。它并不全面，也不意味着可以取代通行教材的分类方法。在实践中，药物的选择，取决于患者自身的神质、体质和敏感性，以及既有气机和病机格局。

作为学习者，最终是要形成自己对所用药物的个人化的药势坐标系，首先要反复品尝这些药物，包括观外象、闻气味、尝性味，感受其在体内脏腑经络、皮肉筋骨、气机神机各部分带来的影响和变化，然后再细读《神农本草经》和《本草纲目》里的相关条文，再组合成方剂尝试其合化的效能，用之于病人，以观其在形、气、神、病产生的变化。

比如，川楝子，通常可作为理气药使用，属于气分流通药，但相对于虚弱的病人或老年人，气味可能偏厚了些，会影响到血分。再如，对于神气敏感、形瘦而脾胃虚的病人，用茯苓、佛手、荷叶这一类气味柔和的药物来调理中气，比用香附、木香或厚朴更合适。虽然后者也属于理气药，但对于虚弱的患者，可能会气味过强，而势过其度，影响到更深的层次。

下焦层次

可分为两类：开与阖。

根据"阖"的作用层次，又可分为三类：精、阴、气，代表不同的深度、细微度和流通度（表1～表3）。

根据"开"的层次，也可分为三类：开通表里内外（全身）、开血分、开水道（利小便）（表4～表6）。

下焦药：益精气、开 / 阖深层、下行气机、调理水道。

表 1

下焦（阖）

阖精

菟丝子　上品 辛，甘，平	"强志，怯者服之，增加勇气" 通络、有升浮之力，辛而能散郁火，勿过量
巴戟天　上品 甘，辛，微温	"虚寒风湿之良药" 温阳达表、强筋骨
山药　上品 甘，平	"补中、补虚羸" 阖收精气、助生化，亦属中焦药
山茱萸　中品 酸，温	"虚极，阖收元气之品"
肉苁蓉　上品 甘，微温	"干涸之流的救助者" 竣补精气、养五脏、强阴
枸杞子　上品 甘，温	"助阳、动阳" 气味厚滞，强阳
龟甲　上品 咸，平	"阖定下焦" 阖收阳气、安神
生杜仲　上品 苦，凉	"强腰脊" 固元气
何首乌 苦，温	"祛血分毒" 气味柔和、消肌肉间壅气
桑寄生　上品 苦，平	"补精、柔运下焦" 通络、去风湿痹、助消化
熟地黄 甘，酸，微苦，微温	"柔补精血" 固元气；久服生郁热，小剂量服之良
白人参　上品 甘，微苦，微凉	"安神志、开心" 安神、阖收精气
五味子　上品 酸，温	"温柔地把能量收向下焦" 收涩精气、养五脏、补诸不足、助气化

表 2

补阴
多有去血热之功

生地黄　上品 甘，微苦，微酸，凉	"定血分之气" 助精血化生、解血毒、养阴
玄参　中品 苦，甘，凉	"行血分、凉血解毒"
麦冬　上品 甘，平	"主胃络脉绝、羸瘦短气、补中" 养阴生津
天冬　上品 甘、微苦，凉	"主治诸暴风湿偏痹，清降凉收之力" 镇心、去热
女贞子　上品 苦、平	"去热毒痹" 补阴气、"静"药
沙参　上品 甘，平	"柔补胃中津液" 和胃气、养阴
石斛　上品 甘，微苦，凉	"温和的存在，去邪气" 补中上焦、益精阖补下焦，久服带来一种神气的完整感
玉竹　上品 甘，平	"除烦闷" 润肺
天花粉　中品 苦，甘，微寒	"补虚安中" 祛胃中烦满而热、生津、消肿毒，亦属中焦
桑椹 甘，酸，凉	"纯粹的助阴" 滋阴、其效速、无生热之弊
百合　中品 甘，平	"肺和悲伤的安抚者" 阖元气、畅心胸、平静的力量、润肺
墨旱莲 酸，苦，平	"凉润清静的树荫" 安神、除虚热

表 3

下焦（阖）

阖精气
矿物类：多镇定安神

生牡蛎　上品 咸，凉	"清理思绪" 阖精气、清晰思维、降气下行
生龙骨　上品 甘，平	"质朴地收阖到内" 阖气归元、舒缓神气
灶心土 辛，微温	"来自大地的支持" 温阖中下焦、提升勇气
珍珠母 咸，平，凉	"觉察和保护" 清晰思想、松静意识、澄清迷惑、冷静观察
磁石　中品 辛，凉	"冷静地重新排序" 安神定志、回复平衡感（眩晕、迷乱）、去周痹风湿
紫贝齿 咸，平	"勇气的恢复" 强化意志力、勇气和清晰远见
石决明 咸，凉	"助眠药" 纯粹的镇定作用、稳定气机、有助于决断力
朱砂　上品 甘，凉	"温暖安宁的阳光" 带来精神之光和能量，与外部世界重新联通；虚己、通神明，治疗恐惧和噩梦

表 4

表 4

下焦气分（开）

表里内外流通
助元气运行十二经络及三焦，或补阳气

附子　下品 辛，热	"内在的正午阳光" 温中下焦、通行表里上下十二经络、阃中回阳，治疗恐惧
细辛　上品 辛，温	"温通双刃剑" 温通，与麻黄同用，易散肺气、适合络脉瘀阻寒闭，慎用大剂
桂枝　上品 辛，甘，温	"经络温暖者" 温通经脉、升阳气、温上焦
肉桂　上品 辛，甘，热	"火之空间" 温、阃、固下焦元气，守而不走
补骨脂 苦，辛，热	"点燃肾之火" 兴阳、向上向外，过用则泄下焦元气，慎用
冬虫夏草 咸，甘，温	"轻平补剂" 温养下焦而不动阳气、不耗精、补下焦气、守而不走、助生气
红参 甘，微苦，温	"冬日暖阳" 温养周身，但流通性不如人参
鹿角胶 咸，甘，温	"强阳之品" 升阳运督、温通周身阳气；重剂或久服易损下焦，慎用
淫羊藿　中品 甘，微苦，微辛，温	"晨曦般的阳气" 走而不守、通达之力、散寒除湿
白人参　上品 甘，微苦，微凉	"元气的恢复者" 阃收中下焦，安神志、定魂魄、明目开心益智
红景天 微苦，微温	"助力之友" 补充能量、升浮、动阳气
沉香 芳香，甘，微辛，微苦，温	"理下焦气" 调和下焦之气，阃、降，温而不燥

表 5

下焦血分（开）

作用于深层血分

鳖甲　中品 咸，凉。	"无情的清理者" 降下、疏肝之淤滞、攻邪外出，有时会带来精神上的不适感
阿胶　上品 甘，温。	"深层血分的滋养和化瘀、津枯血燥者之友、妇科良药" 益精血之力速、柔和地活血
蜈蚣　下品 辛，温，有毒	"无畏的将军" 血中风药，其行效速、开通表里、去头部风疾疼痛；精血虚者慎用之，或致头眩痛，有时会带来精神上的不适感，久服耗气伤血
全蝎 咸，辛，平，有毒	"清晰的调节者" 精神冷静、动血气、微补三焦之气、保持气机稳定感
䗪虫　中品 咸，微苦，凉	"痛经良药"（瘀血证） 下血闭、血积、癥瘕、破坚
阳起石　中品 咸，温	"血分重整的发起者" 力宏、大于䗪虫，破下焦血闭、阖助下焦、补不足
牛膝　上品 微苦，酸，微温	"柔和地流通腰膝" 强筋骨、下行至足，药力持久缓和、引寒湿下行排出、舒缓气机
桃仁　下品 苦，温	"鼓动气血" 行气血、通行周身内外、消胸中滞气
水蛭　下品 咸，微苦，凉	"最佳化瘀药"
乳香 辛，苦，温	"血分调节者" 效力柔和细腻，稳定气机，梳理内外血气以复其自然
没药 甘，苦，微温	"血分清理者" 能入深层血分细微脉，常与乳香同用，阖降

→

下焦血分（开）

作用于深层血分

琥珀 甘，平	"定魄之精华" 定魂魄、安神，理下焦血分，通络，逐风、寒、热邪，利气下行，尿血尿痛之良药
昆布 咸，凉	"凉润良品" 柔阖缓收、润而下行，药力持久缓和
海藻　中品 咸，凉	"深海之涌动" 血分药，气味俱厚、纯阴、沉也。咸能软坚，通行气血、不循常道、增加体内压力，当与流通药同用
芒硝　上品 咸，苦，寒	"快速清理者" 亦属中焦药，逐六腑积滞、利大小便、祛血毒，过量或致吐泻，孕妇、体弱者慎用

表 6

开　三焦水道

薏苡仁　上品 甘，凉	"信息不定的利水药" 会带来神气的不稳定、情绪摇摆，久服建中焦、强肌肤、祛风湿痹
瞿麦　中品 甘，微苦，寒	"清血热利尿" 柔开深层血分、下闭血、通络脉、利小便
通草 甘淡，平，体轻，升浮	"助三焦蒸腾气化" 清晰思想、畅胸中气、欢喜满足感，自然地提升三焦能量、稳定精气格局
冬瓜皮 甘，平	"开宣三焦气机" 皮类走表、柔开上焦，作用层次不如猪苓深入，利小便

开 三焦水道

白茅根　中品 甘，凉	"三焦水精布化" 气味较通草为厚，可入血分、降气而达于四末、补中益气
车前草 甘，平	"顺畅水道" 利小便而有升浮之气，轻开上焦、利三焦气
车前子　上品 甘，平	"缓和的瀑布" 较车前草略厚重，利水、通淋止痛、阖收精气、利气下行
泽泻　上品 甘，凉	"下焦之水阀" 入血分、阖收下焦、作用到深层的水液代谢、利水
猪苓　中品 微苦，平	"冲泄之水" 本列最强之利水药，行气利水之效速、入血分，久服伤精气
滑石　上品 甘，凉	"三焦凉润剂" 有升浮之能、可升可降、益精气、引湿热自小便而出、清利三焦、清晰思维，儿科常用药

中焦层次

在中焦层，分为四类：阖中焦、开中焦、中焦沉降药、中焦升浮药，在每一类中，又分为气分药和血分药（表7～表13）。

中焦药都有运化水谷、转输气血和调节气机升降的功能。

表 7

中焦气分（阖）

山药　上品 甘，平	"精气化生的支持者" 亦属下焦药，见前
诃子 苦，酸，微甘，温	"肉体和精神的双重保护" 阖收精气神、补中气，保护神气格局、安神、强胃气， 下焦阖收运通药
干姜　中品 辛，温	"温暖的脾胃守护者" 守而不走、温化肺胃
白人参　上品 甘，微苦，微凉	"元气恢复者" 亦属下焦，止渴，也是中气恢复者
白扁豆 甘，平	"胃气支持者" 和胃气、柔和地滋养气阴、守而不走
粳米 甘，平	"胃之气阴的最佳提供者" 柔补胃气
麦芽 甘，平	"唤醒胃气" 滋养、活化胃气；柔阖中焦、微微的升浮之力
谷芽 甘，微凉	"平静的少年" 功同麦芽，滋养之力略胜；补中气、柔化下行
大枣　上品 甘，微温	"美味甜点" 补益气血、味厚而略腻，胃气郁滞、湿滞者慎用
茯苓　上品 甘，淡，平	"隐藏的力量" 像通草，创造一个流动蕴育的气场以协助胃气和谐， 大剂量有降气安神之功，增加定力
西洋参 甘，苦，凉	"形气活化者" 养气阴、生津液、增加头脑和肺部需要的能量，忙碌 急躁者用之，加速上焦气的运转；平和者服之，则阖 降气机

→

中焦气分（阖）

莲子 甘，平	"柔和安定的使者" 阖收中下焦、守而不走、稳定神气、安神补虚
砂仁 微甘，辛，温	"温暖的伙伴" 温中和胃、柔运中焦
甘草　上品 甘，平	"令人放松舒缓的和谐者" 在神的层面，提升接受度；在气的层面，放松胃部、调柔气机、解毒
山楂 酸，甘，微温	"中焦的缓和推动者" 补气活血，亦属血分药，略粘滞

表 8

中焦血分（阖）

部分药亦属下焦

黄连　上品 苦，寒	"冷静的苦修士" 清利头目、清心、稳定气血，小剂服之厚肠胃
黄柏　上品 苦，微辛，寒	"沉降而开" 通达于四末、散邪外出，亦属气分药；浮阳不收者，可阖收阳气，稳定气机
龙胆草　上品 苦，寒	"龙之胆" 清明神气，阖收而降、定五脏、强志、疗恐惧不安、化湿浊
阿胶　上品 甘，微温	"女性之友" 补血虚风劳、四肢酸痛、润中，亦属下焦

中焦血分（阖）

部分药亦属下焦

灶心土 辛，微温	"来自大地的支持" 亦属下焦，温中阖收、止血
紫苏子 甘，辛，温	"虚弱之肺的朋友" 补中上焦、温补肺气、通络化痰
白果 甘，微苦，平，小毒	"沉静的君子" 创造稳定的气场以助中上焦气机运化，柔开而达表，慎用大剂量
酸枣仁　上品 甘，芳香，平	"祝福的力量" 阖降气机、安舒神志、利上焦、保持气机稳定
麻子仁　上品 甘，芳香，平	"润导之药" 在神的层面，带来安心和满足感
吴茱萸　中品 苦，辛，热，小毒	"温暖的能量保护场" 布散之力宽大、驱寒、温运中下焦、固中

表 9

中焦气分（开）

佛手 甘，辛，温	"最佳中焦助手" 柔开之品、和运中焦，助气流通表里内外
菖蒲　上品 辛，微甘，温	"宽心之品" 升浮之药，行表气、开窍、醒神、通行表里上下、舒展气机
陈皮 辛，苦，温	"中焦的老管家" 运中健胃、理气下行、开胸畅气

中焦气分（开）

白术　上品 苦，微甘，温	"土地之领主" 建中、补中气而达表散邪
苍术 苦，辛，温	"湿浊专家" 亦升浮而通表气
青皮 苦，辛，温	"中焦小旋风" 效强于佛手，深入血分、降气下行
木香　上品 辛，甘，温	"暖心之物" 较之佛手之柔开，气味雄壮、保护安定神机与气机， 疗恐惧失眠
川楝子　下品 苦，微辛，凉	"肝经疏导者" 亦入血分和下焦，理气之力大于沉香，凉降之品
茯苓　上品 甘，淡，平	"隐藏的力量" 柔和地降运中气，亦能阖补中气，安神
佩兰 微甘，微苦，平	"保持中焦气机流动" 柔开之品，协理中上焦气机运通
紫苏梗 微苦，微辛，温	"中焦的门童" 柔开之品，功同佩兰而温通之力略强，开宣中上焦肺 胃之气，亦属上焦
竹茹 甘，凉	"清新的竹荫" 柔运之品，功同佩兰，而宣上之力不足，引热下行、 调和肠胃，功同甘草
柴胡　上品 苦，微辛，平	"刷新" 行气解郁达表，轻开中上焦、柔行血分
威灵仙 微辛，温	"三焦门户开通者" 运通三焦、疏通经络，开表气、通二便、化郁结

表 10

中焦血分（开）

部分药物亦属下焦

当归　中品 辛甘，微苦，温	"妇科要药" 大剂用之，补益气血；小量用之，通行气血；散邪出表、走而不守、行诸周身；气厚之品，过用生热
香附 辛，微苦，温	"肝木之使者" 疏调木气、通行气血、温补中气
艾叶 辛，微苦，温	"无分别地温暖给予" 扩大能量场域、保护、澄清、补充、流通血分
蒲黄　上品 甘，微温	"血分组织者" 活血化瘀、补中、清热、流通血分
夏枯草　下品 微苦，辛，凉	"西伯利亚寒风" 行深血分，大剂用之，散瘿结气；小量用之，消实化滞
琥珀 甘，平	"定魄之精华" 行血分、降通之力，亦属下焦药
茵陈　上品 微苦，甘，平	"中焦清洁工" 清化湿浊、化食积、调畅气机、建中
血余炭 苦，微咸，温	"血之精灵" 阖收之品、行深血分，通行周身内外、安神、定气血
丹参　上品 微辛，甘，苦，凉	"血府执政官" 化瘀血、凉润气血
栀子　中品 苦，微辛，寒	"内在聪慧的冷美人" 行于血分、清心降火解毒，味薄之品
瓜蒌皮 苦，甘，凉	"固执的战士" 气味厚、行气而沉降下行、化胸中痰、助寐

→

中焦血分（开）

部分药物亦属下焦

桂枝　上品 辛，甘，温	"温经脉" 通行上下之气血、散寒、通经活络、补心气、强精神，亦属上焦药
三七 甘，微苦，凉	"血分侍卫" 清理血分、去邪气不洁、化瘀血、凉血、补血

表 11

中焦气分（降）

大腹皮 微辛，甘，苦，温	"运通之信使" 通行周身之气、化皮肤肌肉之壅滞、亦入血分
鸡内金 甘，咸，微温	"化虚滞良药" 补中，亦入血分，化"有形"之聚（瘤肿、结石、陈旧瘀血）、温中，尤适于小儿脾胃积滞
厚朴　中品 辛，微苦，温	"中焦润通" 滋养中气、助运化，亦入血分，畅胸中气、助大便、导邪外出
荔枝核 甘、涩，温	"下坠之石" 补血、降气下行、理下焦气

表 12

中焦血分（降）

部分药物亦属下焦

大黄　下品 苦，寒	"破关之将" 最好的血分流通药，通降三焦、行气活血、泄热通便
酒军 苦，微辛，微温	"温和的将军" 效似大黄而柔和，驱热而下，降通、化瘀通络
莱菔子 甘，辛，微温	"人参的对头" 效似紫苏子而气味略强，化痰消食，勿与人参同用
枳实　中品 苦，酸，微辛，凉	"瓶子刷" 清利肠胃、行气化积
白芍　中品 酸，苦，凉	"阖收者" 阖补中气、稳定气机、益阴气，补益之力较赤芍佳，行血分
赤芍 酸，苦，凉	"行深部之血" 行中焦血分而降下，通经络、清利思维
槟榔 苦，辛，温	"气血阻滞的切割刀" 活血化瘀、去食积、阖而降气、破癥结
代赭石　下品 甘，微温	"血分柔化者" 补中、温化气血、杀精物恶鬼、腹中毒邪气、降气化瘀
桔梗　下品 苦，辛，温	"化痰" 宣肺化痰、消肠中滞毒，亦属血分药

表 13

中焦气分（升）	
此类药物亦属上焦	
黄芪　上品 甘，温	"中焦激发者" 补中益气、温肌肤、补气血，升浮之品
藿香 辛，温	"中焦的和风" 祛风散寒、宣通中上焦
紫苏叶 辛，温	"柔开中上焦" 调和中焦气机以运化正常、解夏季寒湿
荷叶 微苦，甘，凉	"夏日凉风" 调和中焦气机以运化正常、解暑湿
浮小麦 甘，平	"上浮的气球" 升浮之品，补三焦之气、温表
防风　上品 甘，微辛，温	"以风拂平" 柔化交通表里内外，亦属上焦
葛根　中品 甘，微辛，平	"阳明之信使" 柔和地打开身表以上经络，升浮之品，解肌发表 （阳明皮部）
升麻　上品 微苦，凉	"接通和唤醒阳明之表里" 清热，气味皆薄，升浮之品，化中焦淤积，解毒
川芎　上品 辛，温	"头痛良药" 辛温升散之品、温通气血、通经解肌，小心上火

上焦层次

从气机的主要方向来看：上焦多为开；中焦为升降枢纽，所以有"在气""在血"的不同升降方向的药物；下焦为阖，故以阖收为主，分为"阖精""阖阴""阖气"。

上焦药，原则上，都是以开气分为主的药，但为了临床用药的细微准确，我们分为气分（纯表层）和类似"血"分的药物（表层深部），后者虽然亦属开气分类药，但有轻微入血分的效用。此类药物往往亦可属中焦药。

关于上焦的阖补类药，本节未做特别归纳，从气机的角度而看，三焦本为一体，中焦之中气和下焦之元气构成了人体内部能量的基础。所以大部分补益中下焦的药物，都有补上焦的效能（表14～表17）。

表 14

表层气分（温开）	
麻黄 中品 苦，辛，温	"三焦交通信使" 气味皆薄、轻可去实，升浮之品，亦降气、通络、破癥坚积聚；中虚者慎用，免致大汗而泄阳气
藿香 辛，温	"中焦的和风" 散寒湿、开表气或增余热，见中焦相应栏目
防风 上品 甘，微辛，温	"以风拂平" 柔化交通表里内外，亦属中焦
苏叶 辛，温	"平衡鱼蟹的寒湿" 祛寒湿之力逊于藿香，清化升浮、稳定上焦气机，亦属中焦
紫苏梗 微苦，微辛，温	"中焦的门童" 柔开中上焦以达表、清化气机、稳定三焦，亦属中焦
生姜 辛，温	"胃舒之友" 散寒化痰、温开肺胃及表气，解鱼虾毒
香薷 微辛，微温	"柔版麻黄" 宣通表里上下，夏日用之以微开上焦而无泄阳气
羌活 上品 辛，微苦，温	"地表之风" 行气、通经络，散寒除湿止痛之力甚于麻黄

表 15

表层气分（凉开）

生石膏　中品 辛，甘，寒	"退热专家" 清降火热之邪而达表、清化神气之郁火
青蒿 微苦，微酸，寒	"透血分热而达表" 凉降气机、轻开上焦
淡竹叶　中品 甘，平，寒	"轻灵凉化" 清化湿热、引肺热从小便而出
薄荷 辛，凉	"清新醒神" 清利头目、升浮轻剂、开胃气
蝉蜕 甘，咸，微寒	"皮表解放者" 清利头目、止惊痫、透疹外出
菊花　上品 甘，微辛，微苦，凉	"养阴气之花" 护阴分、养阴气、清降火热、解表气、舒经络，柔补中上焦
桑叶 苦，微辛，甘，平	"凉阖之叶" 祛风热、阖降柔开之品、清利头目、凉润
芦根 甘，微寒	"自然的气阴调理" 稳定上焦气机、益气、生津液、益肺、畅三焦
佩兰　上品 微甘，微苦，平	"保持中焦气机流通" 通衡中上焦、柔升之品、引湿热透表而出、通达中上二焦、复其升降、利三焦而助小便

表 16

表层血分（温开）	
荆芥 中品 辛，温	"安全的皮表清理" 祛风寒、散郁热、通络解表、通血络、轻清升浮之品
白芷 中品 芳香，辛，温	"美肌润肤" 气味俱轻，温经络、长肌肤、止带、疗疮疡
桂枝 上品 辛，甘，温	"温经散寒" 通行气血、通经络、补神气、强心，亦属中焦药
杏仁 下品 苦，辛，温	"上焦降气者" 气薄味厚，易生郁热，降肺气，亦入血分，化痰
半夏 下品 辛，温，生品有毒	"痰闭专家" 开表气、祛风寒痰、开胸畅气、温胃补中、化滞消瘤
艾叶 辛，微苦，温	"爱的给予" 扩大能量场域、温经散寒、安神舒体、护神气、流通血分， 可内服、外敷或艾灸
苍术 苦，辛，温	"湿浊专家" 开表气、化湿浊、祛风湿，亦属中焦

表 17

表层血分（凉开）

浮萍　中品 微苦，微辛，凉	"退疹良药" 轻浮之品、升散发表、助邪排出
连翘　下品 微辛，苦，凉	"肌肤热疾良药" 祛风毒、解表气、清利热邪、破积滞
金银花 苦，甘，寒	"处理感染专家" 清解血络之瘀热、消风热、解毒
忍冬藤 微苦，微辛，凉	"表层深部疏通" 解表、疏通气机、祛风热
黄芩　中品 苦，寒	"上焦凉风" 轻开上焦、祛风热痰、开胸畅气、清利头目、醒神
蒲公英 甘，微苦，凉	"消防队" 清化血分热毒、消痈肿、润化瘀血
牛蒡子 微苦，微甘，辛，寒	"疏通热结" 疗热阻于身半以上（咽喉、淋巴肿痛）、润肺凉化
桑白皮　中品 甘，微辛，凉	"肺热清理者" 清降上焦热、开胸化痰、利小便、清利头目
益母草 微辛，甘，微苦，平	"驱邪者" 清宣风热、引热从小便出、利邪外出

克劳迪那：我们总结一下：

在上焦，我们用气胜于味的药，味辛、淡平或微苦，以此打开表层。

在中焦，为了补中气，我们用甘、苦、温，或微苦、微辛，气胜于味的药，以助运中焦。味过苦，虽有"厚肠胃"的作用，但过用则下泄太过。味过辛，升散之力会过强。

血分淤滞，需要开和泻，可用苦辛之药，味厚而气薄之品。若气分郁滞，用气胜于味之品。一般而言，作用于中焦层的药，尝起来的气味会较上焦层厚一些。

在下焦层，用味厚之品：甘、酸、苦或咸，于深层（血分）阖收或流通。若肾阳虚弱，当用温热药（如附子、肉桂）；若肾阴不足，可用凉润药（如生地黄、桑椹）；性平或温平之药用于精不足，以防下焦动散太过（如金樱子、菟丝子、五味子、杜仲）。

李辛：是的，这样我们对上焦、中焦和下焦的用药，就有了一个非常清晰的认识。

克劳迪那：你最喜欢用哪些药呢？

李辛：有四味药在临证中可以体现大方向：人参、麻黄、大黄和附子。

打个比方，如果把人体形气神与外界互动的生命活动比作一个公司，人参可以增加"公司"中焦的现金流，上焦和下焦也很快地间接受益；若公司资金充足，神气稳定，使用麻黄，就像公关部门的推广，充分地建立外部的渠道，疏通不通畅的阻隔（打开上焦）；使用大黄，可以用来清理公司内部负资产和多余的冗员（中下焦）；附子点燃下焦的火力，激发公司的活力和创造力，让三焦运转水平更高，前提是公司尚有资源。

我会常用以下四味温药：附子、肉桂、干姜和淫羊藿。

附子可全面地打开周身表里内外，也增强中下焦能量中心，启动层次在下焦。

肉桂的启动层次也在下焦，但力量更为和缓而偏阖守，稳固心肾之阳气。

干姜作用于中焦和上焦，可以温散肺胃之寒与痰饮。

淫羊藿作用于中下焦，有轻清流动之力，可以流通内外而达于表。

克劳迪那：我们如何来"治神"呢？是否在调理下焦和中焦的同时，加入质重的矿物类药，如龙骨和牡蛎？

李辛：是的，神的平衡取决于精和真气。所以，保证中下焦的气机稳定，是治神的基础。然后，我们可加入矿物类药以起到"潜镇""通神明"，或"安神定志""去鬼魅邪气"的作用，使人体能量系统既能阖收、稳固，又能与外部世界交感互通。所以，不少矿物类药本身就能够直接作用在"神"的层面（详见附录一：《神农本草经》药物枚举）。

我们还可用针刺、心理治疗、运动和静坐来治神。

以下表格总结了常用的与"治神"相关之药（表18）。

表 18

阖补精气	五味子
	山茱萸
	菟丝子
	人参
阖收精气	生龙骨
	灶心土
	生牡蛎
清除多余思维	生铁落
	石决明
	珍珠母
	厚朴
除鬼魅、安精神、止惊悸	生紫石英
	代赭石
	朱砂
	紫贝齿
	菖蒲
	灵芝
	艾叶
	木香
	桂枝
	附子

第四章

○

方剂的分类

克劳迪那：我们能否用类似的思路，对历代的经典名方进行分类呢？

李辛：当然可以。我还是按照下焦、中焦、上焦，以及水液代谢（三焦水道）四个层次，依据方剂作用的不同趋向分为四大类。我将挑选历代名方，但并不限于上述的经典，依据《黄帝内经》里气味"厚薄、升降、浮沉"的原则，突出每个方剂的气味及其药势的作用方向，而不仅仅是介绍适应症。

我们也将通过讨论，看到中药的剂量比例是何等重要！

我读书的时候跟随过一位医生，无论病人处于什么状况，他几乎只以小柴胡汤为底方做加减。我看到他是根据患者的特定气机格局，来调整药物的剂量并加减用药。

然而，他的一些学生并没有注意到剂量调整所带来的药势方向和药性寒热的改变，因为这些学生的思想停留在"小柴胡汤针对少阳证，主要症状是往来寒热、口苦咽干目眩"，所以心生困惑，不理解为什么用同一张方子，可以治疗不同的病情，症状不符合教材所述，却又取得良好的疗效？！

最后，我们需要理解：所有这些方剂出自不同的朝代，医生用药的剂量单位多有所不同：分、铢、两、钱、斤、合、升、斗……而且它们在不同时期所折合的重量亦异，这也是理解混乱的缘由之一。

另外，还涉及不同的剂型：丸、散、汤、丹。在每一个方剂的讨论篇目里，我将先录下古籍里记载的原始剂量，根据其成分的基本比例和现代人的体质变化，折合成"克"标注在括号里，以便于读者参考。需要提醒一下，这只是我个人的临床经验常用量。

总之，书中的用药剂量，主要目的是提示方子中每一成分的**比例**，最终是需要医生根据具体病人，找到适合自己内心的处方思路和剂量感。

而且，我们将发现所有丸、散、丹的剂量，都较汤剂为大，这是因为在原书里，丸、散、丹剂每次处方一般可服用一到三个月。丸、散、丹剂的所有成分都先打磨成粉状，每次的剂量，散剂建议 1～3 克，丸剂 6～9 克，温水送服。

下焦层

克劳迪那：首先，我们来看看下焦，生命力的源头。

李辛：用于下焦层的方剂，如果属于**下焦阴分**，其汤往往色深而味厚，比如六味地黄丸、左归丸、乌梅丸；如果属于**下焦阳分**，颜色会相对较浅，味较薄，或气味相对平衡，比如五子衍宗丸、金锁固精丸、附子理中丸。还有专门用于补阳的方药，气厚味薄、流通性好，比如四逆汤、麻黄附子细辛汤。

在阴阳两大类之下，会做进一步的细分，我们将讨论每一类中最具代表性的方剂。

一、补阴的方药

药势：阖、降、收，气味多酸、苦、凉。

阴虚阳盛

六味地黄丸

出自《小儿药证直诀》，宋，钱乙。

此方原名地黄圆，用来治疗小儿先天不足、囟门迟闭、两眼无神。在《小儿药证直诀》书中，有四个方子用来开泄相应之热邪：泻白散以泻肺，泻青丸以泻肝，泻黄散以泻脾，导赤散以泻心火。

钱乙认为"肾主虚，无实也"，以六味地黄丸补其不足。此方原用于小儿，现代很多成年人用来补肾，但未必合适，因为此方偏于凉降，中年以后的下焦虚损，多伴有阳虚。

熟地黄八钱（24g）（甘、微苦、微温），山药四钱（12g）（甘、平），山茱萸四钱（12g）（酸、温），茯苓三钱（9g）（甘、淡、平），泽泻三钱（9g）（甘、凉），牡丹皮三钱（9g）（苦、辛、凉）。

标注：

再次提醒，所有这些方剂出自不同的朝代，医生用药的剂量单位多有所不同：分、铢、两、钱、斤、合、升、斗……而且它们在不同时期所折合的重量亦异，另外，还涉及不同的剂型：丸、散、汤、丹。在每一个方剂的讨论篇目里，括号中的折合剂量，是我个人临床经验的常用量，主要目的是提示方子中每一成分的比例，并非古籍里原始剂量的简单换算，也不作为服用次数的参考。最终是需要医生根据具体病人，找到适合自己内心的处方思路和剂量感。

而且，我们将发现所有丸、散、丹的剂量，都较汤剂为大，这是因为在原书里，丸、散、丹剂每次处方一般可服用一到三个月。丸、散、丹剂的所有成分都先打磨成粉状，每次的剂量，散剂建议 1～3 克，丸剂 6～9 克，温水送服。

整张方子气凉，味略厚，阖而降。具补益、收聚下焦作用，并可以利小便的方式引虚热外出。

传统理论认为，肾与下焦属先天，主静。静则阖，动则散，所以用气微凉、味微苦、微酸之药以养阴，若用温性药，则谓之助阳，能暂时提升阳气之流通鼓荡，但久服多服，会耗伤阴精而非固精。

六味地黄丸加减用药：

知柏地黄丸： 六味地黄丸加知母 6～9g（苦、甘、寒）和黄柏 6～9g（苦、寒），药势趋向与六味地黄丸相同，而气寒凉，降下的力量更强，除了补阴，还可治疗虚热，但脾胃虚弱、阳气不足者慎用。

杞菊地黄丸： 六味地黄丸加枸杞子（甘、温）9g，菊花（甘、微辛、微苦、凉）6g，增加补下焦精（枸杞子）和流通上焦（菊花）的作用。

都气丸： 六味地黄丸加五味子（酸、温，阖下焦），收阖补精的力量更强。

这些方剂中的药物，尤其是地黄味厚而腻，不可用于胃气虚弱的患者（泄泻、不能食凉物，纳呆，消化不良，面色白，四末寒……）。

"脾胃为后天之本，肾为先天之本。"实践中，如果患者有"后天"和"先天"皆虚的情况，我们需要先调理"后天"——中焦脾胃。因为滋养"先天"下焦之药——补阴者气凉味厚，易伤脾胃，或致腹泻、纳呆；补阳者多气厚性热，或致上火、烦躁、不寐。

所以，在补下焦肾时，宜先保护中焦胃气，令气流通，渠道畅达。山药、茯苓之建中，牡丹皮、泽泻之泄疏，正是用来达到这个目的。

阴 - 精虚损

阖补下焦，守而不走，适宜静药。

代表方剂：左归丸、二至丸、五子衍宗丸和金锁固精丸。

精，生之本也。化生元气，为后天三焦运化、神气出入、水谷摄纳之用。若元气亏虚，因于患者体质或病邪而呈现出两种格局：阴虚与阳虚，阴虚多伴虚热，或因涵育不足而虚火上扬，故有六味地黄、知柏地黄丸之制。

所以在传统意义上，"气血虚"可以理解为中焦层次，其"虚损"的程度尚不严重。当我们说到"元气虚、阴虚、精虚"的时候，意味着下焦虚。下焦虚的严重度依此顺序：元气虚、阳虚、阴虚、精虚。精虚，可以理解为下焦虚或阴虚的极限状态。

左归丸

出自《景岳全书》，明，张景岳。

> 熟地黄八两（240g），山药四两（120g），山茱萸四两（120g），牛膝三两（90g），菟丝子四两（120g），枸杞子四两（120g），鹿角胶四两（120g），龟甲胶四两（120g）。

熟地黄、山茱萸、牛膝、菟丝子、枸杞子、鹿角胶、龟甲胶，具阖收之力，尤其后两味，补精作用更强。

牛膝，下焦血分或精分（下焦深层血分）药，降下、流通之力甚强。

山药，气分药，可阖补中下焦之肾气和中气。

此方诸药，味厚质重，补益阖收之力，较六味地黄丸更强。服此方者，须中气尚足、经络流通。盖味重厚腻之剂，取效需要运化输布之力，如胃气虚滞，渠道不通，反生滞胀湿痰，阻碍气机。

此方尤适两腿虚软、行走无力者，其力可直达深层及下肢足部。

此方为丸剂，故剂量大。

二至丸

出自《医方集解》，清，汪昂。

女贞子（冬至日采，不拘多少，阴干、蜜酒拌蒸、过一夜，粗袋擦去皮，晒干为末），旱莲草（夏至日采，不拘多少，捣汁熬膏），和前药为丸。

两者皆为"阴中之阴"，甘寒气平之药。收阖润下、补腰膝、壮筋骨、益精。

方中有时会再加入桑椹（也是"阴中之阴"药），此方可用于下焦不足、阴虚火燥、虚火上浮之证，如女性更年期失眠、虚烦。

五子衍宗丸

出自《证治准绳》，明，王肯堂。

处方成分是五种"子"：菟丝子八两（240g），枸杞子八两（240g），覆盆子四两（120g），五味子一两（30g），车前子二两（60g）。

以上诸药，收阖肾气，多气平微温，配车前子甘平而凉，有流通之力。

相对于左归丸之厚重，五子衍宗丸和二至丸属于**"清补"**，补而不腻，适合身心敏感、气机轻灵者，五子衍宗丸还可用于小儿下焦肾气不足之轻证。二至丸相对气寒，而下行之力甚，故中焦脾胃虚寒，平素不耐寒凉食饮者慎用。

金锁固精丸

出自《医方集解》，清，汪昂。

> 沙苑蒺藜二两（60g），芡实二两（60g）：阖补下焦。
>
> 莲子二两（60g）：阖补中焦。
>
> 龙骨一两（30g），牡蛎一两（30g），莲须二两（60g）：阖收神气。

此方气味甘缓而微酸，轻柔平和，有收摄固涩之力，补精、益下焦。

用于下焦精气虚损，或见阳痿、遗精及腰痛之症。

若患者有虚火郁热之象，可配以知柏地黄丸。

还有两张《伤寒论》的方子：

黄连阿胶汤

用于"少阴病，心中烦，不得眠"，此阳浮而阴阖不及之象，少阴属下焦。

> 黄连四两（12g），黄芩二两（6g），阿胶三两（9g），芍药二两（6g），鸡子黄（蛋黄）二个。

该方气寒味苦，苦能坚阴，是六张方子中最寒凉、阖降之剂。

猪肤汤

用于"少阴病、下利、咽痛，胸满、心烦"，此病在下焦，本气自病、纯虚无邪，适合燥火阴虚体质之干瘦体型。猪肤气味平和，甘寒补阴，润而收之。

制法：猪皮一斤（220g），以水一斗（2000mL），煮取五升（1000mL），去滓，加白蜜一升（200mL），白粉（粳米粉）五合（90g），熬香，和令相得，温分六服。

阴 - 气虚损

本类方剂，亦有补益下焦阴精之效能，然药味略多而气味庞杂，较之前两类，药势多**走而不守**，各具表里寒热升降开阖之势，以应不同之格局需要。

天王补心丹

出自《摄生秘剖》，明，洪基。

人参五钱（15g），茯苓五钱（15g）：甘淡、温平，阖补中下焦气分。

生地四两（120g），五味子五钱（15g），麦冬二两（60g），天冬二两（60g），柏子仁二两（60g），酸枣仁二两（60g）：甘酸、微苦、微凉，阖补中下焦阴分。

当归二两（60g），丹参五钱（15g），玄参五钱（15g）：甘温、微辛、微苦，化运中焦血分。

远志五钱（15g），桔梗五钱（15g）：苦辛温，通散之品，打开中上焦表里渠道。

此方作用于中焦（气分和血分）及下焦（阴分和阳分）。其性温平而有流通之能，阖下焦而运通中焦气血。

天麻钩藤饮

出自《杂病证治新义》，作者是胡光慈，1958年。

此方在教材，归入"平息内风剂"，方中有许多阖收精气之品。

  石决明18g，朱茯神9g：性平凉而降。

  栀子9g，黄芩9g，益母草9g：味苦，降，通血分达络脉，栀子、益母草亦利小便而行气。

  杜仲9g，桑寄生9g，天麻9g，夜交藤9g：阖补下焦。

  牛膝12g：补下焦、下行、通血脉而化瘀。

  钩藤12g：甘凉，轻平行风气之品，流动疏透，消解三焦内部郁气积热，清心安神。

此方能阖补下焦阴精，流通气分与血分，降下阖收之力明确。

下焦阴精亏虚，神虚失摄，易烦乱浮散，可致头痛、高血压、失眠、焦虑。此方可用于中年生活忙碌，散乱不收或过劳致下焦虚损，气机内郁不通，虚火上逆之证。

除了栀子，还可以微苦微凉之品，如夏枯草、菊花，增加开泄郁火之力。

如有水肿，可加入威灵仙、泽泻、苍术，以流畅三焦水道。

如气虚，可加黄芪、党参。

如有湿，可加防风、白芷、荆芥等辛通之物。（古云：风可胜湿）

如需清利神气，降化志意过用所致之郁热，可加入生铁落。

《黄帝内经》中提到生铁落用来治疗躁狂证。近代，人多顾忌金石之药，恐伤胃气，原其本，此类药物大多取其信息与能量层面的作用，主要用于调神和导气，辨证施药，合机合度，则不伤胃气。

当归六黄汤

出自《兰室秘藏》，金元，李东垣。

当归、生地黄、熟地黄、黄芩、黄连、黄柏各9～15g，黄芪双倍剂量。

与知柏地黄丸相类似，该方味更苦、更厚。其性寒凉，可收阖阴气、补下焦阴。

当归行中下焦血分之气，黄芪补中而达表，整张方剂以阖收凉降之药为主，故大方向为"阖降凉收"，亦见于"中焦血／气虚"。

石斛夜光丸

出自《原机启微》，元，倪维德。

方有以下四组药：

人参二两（60g），茯苓二两（60g），山药七钱半（24g），甘草半两（15g）：补中下焦气分，运中焦。

防风半两（15g），川芎半两（15g），菊花七钱半（24g）（辛、凉），杏仁七钱半（24g）（辛、平、微苦，开上焦并降下），白蒺藜半两（15g）（辛、苦），枳壳半两（15g）（苦、辛、凉，流通中上焦气分）：以上诸品开表气，引药势上浮而行于头目。

天冬二两（60g），麦冬一两（30g），熟地黄一两（30g），生地黄一两（30g），菟丝子七钱半（24g），枸杞子七钱半（24g），五味子半两（15g），石斛半两（15g），肉苁蓉半两（15g），牛膝七钱半（24g）：阖补下焦阴精，阴阳双补。

黄连半两（15g），青葙子半两（15g），决明子七钱半（24g），犀角*半两（15g），羚羊角半两（15g）：苦、凉，药势通透郁热而降下，行于血分。

（*1993年起，犀角禁止入药。下同。）

本方用于目疾。目疾多源于火，不单是体内之郁火，还包括情志之火，或过度用眼（看手机、电脑、电视等）所造成的下焦虚而火浮之疾。最后一组药（黄连、犀角、羚羊角等）可清利头目、情志及经络之火，第二组药可引药势上行，把补入的中下焦阴阳气血引至上部，以滋养头面空窍。

此方广泛适用于各类老年疾病，不仅仅是眼目疾患。若胃气强盛，可减去第一组药。

七宝美髯丹

出自《医方集解》，清，汪昂。

赤白何首乌共一斤（480g），茯苓八两（240g），牛膝八两（240g），枸杞子八两（240g），菟丝子八两（240g），补骨脂四两（120g）（补肾阳），当归八两（240g）。

该方阖补下焦（赤白何首乌、牛膝、枸杞子、菟丝子），而略温（补骨脂、当归），补骨脂苦、辛、温，补下焦阳气而收阖神气，以助"阖"中有"动"。如果不需要此效能，可易之以五味子，增加阖守之力。

原北京中医药大学药学院龚树生教授对何首乌有多年研究，他认为此方是古代宫廷滋补方的代表，相较于六味地黄丸，滋补下焦之力更为深入。

乌梅丸

出自《伤寒论》辨厥阴病脉证并治，汉，张仲景。

乌梅三百枚（480g），细辛六两（180g），干姜十两（300g），黄连十六两（480g），当归四两（120g），附子六两（180g）（炮，去皮），蜀椒四两（120g）（出汗），桂枝六两（180g）（去皮），人参六两（180g），黄柏六两（180g）。

此方先收阖下焦阳气：乌梅、附子、人参、干姜。

然后流通三焦阳气：细辛、桂枝、当归。

黄连、黄柏苦寒而坚阴，以坚固下焦阳气，不至散失，并非全用以清热。

厥阴，乃六经传遍中阳气最弱的一层，此方用于下焦虚极，阴阳将离，变证百出，寒热虚实混乱错杂之势，当此之时，亟须要"治病求本""顾护本气"，而不为各种症状所疑惑牵引。

所以其中之甘温热药（附子、人参、干姜）是为"回阳"而非驱寒，其中辛温流通药（细辛、桂枝、当归）是为协运三焦表里气机，令阳气流通布散，接续四肢百骸，而非开散祛邪。

厥阴篇有不少关于"厥热胜复"的条文，须知此时的"热"，皆因下焦虚极，阴阳失和所致之"本气自病"，切勿以阳明、太阳之"实热、邪热"发汗、清下，否则必重伤里气。

又有因三焦失运、阴阳失衡致热郁于内，发于上下，而致腹痛泄及咽痛诸症。治同上理，阖收下焦，益阴潜阳而运通三焦，令阳气达于表里内外。

传统制法：上十味，异捣筛，合治之，以苦酒渍乌梅一宿，去核，蒸之五斗米下，饭熟捣成泥，和药令相得。内白中，与蜜杵二千下，丸如梧桐子大。

二、补阳的方药

阖补下焦，温阳通络，走而不守，多为动药。

药势：阖、运、通，比起第一类（补阴）方剂，味道和颜色会浅一些（右归丸除外）。

阳气虚

附子理中丸

出自《太平惠民和剂局方》，宋，陈师文等，官修方书。

在宋代，这本由政府编辑撰写的方剂书，是所有医生必须学习和使用的。

人参一两（30g），干姜一两（30g），白术一两（30g），炙甘草一两（30g），附子一两（30g）。

阖补中下焦阳气，丸者，缓也。取其"守"而药力缓和。

附子汤

出自《伤寒论》辨少阴病脉证并治，汉，张仲景。

少阴病，身体痛，手足寒，骨节痛，脉沉者，附子汤主之。

附子二枚（15g）（炮，去皮，破八片），茯苓三两（9g），人参二两（6g），白术四两（12g），芍药三两（9g）。

阖补中下焦阳气，流通布散，由里出表。此方剂量相对偏轻。轻剂取其气，走而不守。

麻黄附子细辛汤

出自《伤寒论》辨少阴病脉证并治，汉，张仲景。

麻黄二两（6g），附子一枚（9g），细辛二两（6g）。

辛甘发散为阳，走而不守，补阳气而流通三焦、表里内外。本方亦见于本章"上焦层：阳气精血不足体质之开表法"部分。

四逆汤

出自《伤寒论》少阴篇，汉，张仲景。

附子一枚（9g）（生用，去皮，破八片），干姜一两半（4.5g），甘草二两（6g）（炙）。

甘温而辛，阖补中下焦阳气。此方较附子理中丸简，而补阳回阳之力直捷，取其速效。

阴阳两虚

右归丸

出自《景岳全书》，明，张景岳。

此方组成与左归丸（补阴和精）十分相似，另加入附子和肉桂，气味皆厚，用于阴阳两虚（精虚）。

熟地黄八两（240g），山茱萸三两（90g），山药四两（120g），枸杞子四两（120g），菟丝子四两（120g），杜仲四两（120g），鹿角胶四两（120g），当归三两（90g），附子二至六两（60～180g），肉桂二至四两（60～120g）。

此方实用于下焦精虚（阴阳两虚）偏于阳虚而寒者，温煦不足、收摄无力。多有身冷、水肿、便溏、陷下等症状；补精、阴阳双补、阖收下焦。

金匮肾气丸

出自《金匮要略》，汉，张仲景。

干地黄八两（24g），山茱萸四两（12g），山药四两（12g），泽泻三两（9g），茯苓三两（9g），牡丹皮三两（9g），附子一两（3g）（炮），肉桂一两（3g）。

此方以六味地黄丸补阴，加入附子和肉桂。

用于下焦阴阳两虚。从成分比较，此方无枸杞子、菟丝子、杜仲、鹿角胶，故补精的力量不及右归丸，但有"三泻"（泽泻、茯苓、牡丹皮），所以流通性较右归丸好。六味地黄丸系该方减去附子和肉桂而成。亦见于本章的

"三焦水道：开下焦以通利水道"部分。

麻黄升麻汤

出自《伤寒论》辨厥阴病脉证并治，汉，张仲景。

阴阳两虚，伴邪正交争、寒热错杂。

伤寒六七日，大下后，寸脉沉而迟，手足厥逆，下部脉不至，喉咽不利，吐脓血，泻利不止，为难治，麻黄升麻汤主之。

> 麻黄二两半（15g），升麻一两一分（8g）：辛、苦温、平，升浮之品，引下陷之气机回归本位。

> 当归一两一分（8g），桂枝六铢*（2g），茯苓六铢（2g），炙甘草六铢（2g），白术六铢（2g），干姜六铢（2g）：甘温、辛温之品，剂量极轻，取其"气"，以助升浮，阖补中气，运化中焦，以资化源。

> 知母十八铢（4g），黄芩十八铢（4g），玉竹十八铢（4g），芍药六铢（2g），天门冬六铢（2g），石膏六铢（2g）：苦寒、甘寒之品，剂量极轻，取其"气"，以化郁火，而不伤中气。

标注：

"铢"为汉代计量单位，一斤等于16两，一两等于24铢，据现存文物"新莽嘉量"测定，1斤是226.7克，按此推算，1铢是226.7÷16÷24=0.59克。

此方的特点是剂量的精微控制和稳定气机、补正、驱邪三个目标的和谐把握。盖病已至下焦厥阴层，资源耗尽，阴阳将离，邪正交争，而气机已下陷不收，故上有"喉咽不利，吐脓血"，下有"泻利不止、手足厥逆，下部脉不至"，所以用甘温以"守中"，轻剂苦甘寒以"泄热"，此时乃病人最后一线之生"机"。

故此方所面对的病人与气机格局，比乌梅丸、附子理中丸等以上诸方都要严重而复杂。值得反复品味。

克劳迪那：下焦方药的气味、寒热、补泻、走守的特点，可以为我们总结一下吗？

李辛：下面的表格是很好的参考，提供了不同方药的对比与效能大小，以及它们的气味、药势方向。我们以"+"和"−"来指代各方剂在不同性向的力量有无。

如有"+−"同时出现，代表其力量是相对中性的。再次提醒，这只是我本人在临床实践的感受与经验，给大家做一个增加理解的参考。读者需要自己尝药，体会其在自身和不同患者的变化与反应，得出自己的清晰答案（表19～表20）。

表 19

下焦								
阖补下焦阴：多味厚、色深								
	寒	温	补阴	泄阳	阖下焦	开下焦	升	降
阴虚阳盛								
六味地黄丸	+	−	+	+	+	++	−	+
知柏地黄丸	++	−	++	++	++	+	−	++
杞菊地黄丸	+−	+−	++	+−	+−	+	+	+−
都气丸	+−	+	++	+	++	−	−	+
阴 - 精虚								
左归丸	+	+	+++	−	+++	−	−	+
二至丸	++	−	++	++	+	−	−	+++
五子衍宗丸	−	+	+	−	++	+	−	++
金锁固精丸	+−	+−	+	−	++	−	−	++
黄连阿胶汤	+++	−	++	++	++	+	−	++
猪肤汤	+		+		+−	−	−	+−
阴 - 气虚								
天王补心丸	−	++	++	−	+	++	++	+−
天麻钩藤饮	++	−	+	++	++	+	+	+++
当归六黄汤	++	−	+++	++	++	+	+	+++
石斛夜光丸	++	+	++	++	++	+	+	++
七宝美髯丹	−	+++	++	−	+	+−	++	+−
乌梅丸	−	+−	+−		+++	++	+−	+−

表 20

下焦							
补下焦阳气：味轻、色浅							
	寒	温	补阳	祛寒邪	阖下焦	开下焦	升	降
阳气虚								
附子理中丸	−	+	++	+	++	+−	++	+
附子汤	−	++	+	++	+	+−	+	−
麻黄附子细辛汤	−	+++	+++	+++	−	+++	+++	
四逆汤	−	+++	+++	++	++		+−	+
阴阳两虚								
右归丸	−	+	++	+	+++		+	++
金匮肾气丸	−	++	++	++	++	+	−	++
麻黄升麻汤	+	+−	+−	−	+	+−	+	−

所有用于下焦阴虚的方药，都有寒（凉）、阖、降的药势，一般都味厚，如果长期服用，会影响中焦胃气的消化功能。

这一类的代表方是**"六味地黄丸"**，如果需要加强"凉降"之力，可以用**"知柏地黄丸"**。

如果需要更加"阖"而"温"的力量，可以用**"都气丸"**；而**"杞菊地黄丸"**增加了下焦与头面的流通性。

如果需要滋补阴／精，**"左归丸"**的力量最大。

如果需要加强凉降之力，"阖"下焦不作为主要方向（精虚不严重），我们可以用**"黄连阿胶汤"**。

如果不需要过于寒凉的阖下焦，我们用**"五子衍宗丸"**，这是其中相对

"温平"的方剂，既有"阖"的力量，也带有一些流通性。

"金锁固精丸" 气味平和，偏于"阖"下焦精气，守而不走。

"猪肤汤" 和 **"二至丸"**，气味平和纯粹，补阴精而无生热、黏滞之弊。可以长期服用，但补下焦的力量不如 **"左归丸"** 和 **"五子衍宗丸"**。对于女性更年期症状，**"二至丸"** 和 **"黄连阿胶汤"** 因其"凉降"之力，尤其适合。

在滋补阴 - 气这一类，我们先看看各自的寒温差别，**"天王补心丹"** 偏于温，**"天麻钩藤饮"** 和 **"石斛夜光丸"** 偏于凉，且下降之力尤胜。

"乌梅丸" 是比较特别的配伍，值得细细研究：以"苦寒、甘寒"之品补阴，"辛温、甘温"之品补阳，再以乌梅之"酸温"和合阴阳二气不致分离。用于下焦极虚、阴阳将离之厥阴证，以此回复和稳定气机，转逆为常。

在阳气虚之列，**"附子理中丸"** 是基本方。

在阳虚将脱的危证，我们可以 **"四逆汤"** 或 **"麻黄附子细辛汤"** 急救回阳。但"麻黄附子细辛汤"开散之力很强，长于散寒通络，下焦阴精虚损严重者慎用，否则易致元气脱散之弊。

"附子理中丸" 亦用于中焦虚寒，**"金匮肾气丸"** 双补阴阳，但"阖"之力不如 **"右归丸"**，长于运通三焦气机和利小便。

"麻黄升麻汤" 和 **"乌梅丸"** 一样，都是用于厥阴证"阴阳将离"之危证，后者虽病甚但邪气不重，以"阖收运"为用，"麻黄升麻汤"在乌梅丸证的基础上，更针对气机逆乱、寒热错杂、邪气积聚和下焦失摄，其选药配伍和剂量精微，值得我们反复体会。

中焦层

克劳迪那： 下面，我们接着讨论，如果病机在中焦，有哪些经典方药可以来用呢？

李辛：在中焦层，病机要分清是在气分还是在血分。当然，我们讨论的是病机，而不是症状，列举的症状不一定只限于中焦。在气分和血分，又分为补益中焦和开泻中焦的方剂。

首先，关于补益中焦气分和血分的方剂如下。

补益中焦

中焦不足：补气

四君子汤

出自《太平惠民和剂局方》，宋，陈师文等，官修方书。

四君子汤是补中焦类方剂的基础。在我过往的经验中，70% 的处方都会考虑到中焦。

人参、白术、茯苓各 9g，甘草 6g。

气味甘平而药势和缓，开阖升降之力和谐，无急躁、爆发之弊，所以称为"四君子汤"。

适合渠道通畅、内无郁火之中焦气虚患者，能阖补柔运中焦（若有内火，则去人参）。可收阖中焦，补中气、助运化，人参亦阖收下焦元气。

本方药简而效宏，还有不同的化裁：

如有痰，可加两味开中上焦之药：陈皮、半夏（辛苦，温），即**六君子汤**。

如中焦气分郁滞，六君子汤再加入两味运通中焦之药：砂仁和木香（辛温），即**香砂六君子汤**。

如表气不畅或有寒气，可用防风、柴胡、荆芥配以四君子，适用于中虚而有寒的老年人。

如有表闭或寒邪甚，可配以麻黄。

参苓白术散

出自《太平惠民和剂局方》。

人参、白术、茯苓、甘草（即四君子汤），每味药二斤（1000g）：以阖运中焦为主。

山药二斤（1000g），莲子一斤（500g），白扁豆一斤半（750g），薏苡仁一斤（500g）：以上皆种子和根类药，"阖"中焦之品。

砂仁一斤（500g），桔梗一斤（500g）：辛，微苦，温，行中焦气。

本方"阖"中焦之力，较四君子汤为强。临床中，如消化功能不佳，用四君子汤。若还有软便、泄泻，食物吸收欠佳，纳少胃胀，用参苓白术散。如果必要，还可加入五味子，增加阖守下焦之力，盖久泄多因下焦不足。

理中丸

出自《伤寒论》。

人参、干姜、白术和甘草（炙）各三两（9g）。

干姜（辛温）代替茯苓，较之四君子汤，此方偏温。中焦虚而寒者适宜，多有不耐寒食、呕吐及胃痛等症状。

干姜，虽禀辛温之气味，但守而不走。不像当归、附子、黄芪、香附等走而不守。

干姜其性（似莲子）可守，温中之力柔和而持久。适合中气虚而不固、易于开泄流失者。

比如，中气虚寒之泄泻，理中汤可快速止痛、止泻。病情稳定几天后，可用参苓白术散来阖补收尾，因其药势缓和而更深入。

加入附子，即**附子理中丸**，出自《太平惠民和剂局方》，此方更为温燥，不可久服。如前所述，此方亦补下焦之阳。

补中益气汤

出自《脾胃论》，金元，李东垣。

> 人参三分（9g），白术三分（9g），炙甘草五分（15g），黄芪半钱或一钱（15～30g）当归二分（6g），橘皮三分（9g），升麻三分（9g），柴胡3分（9g）。

方以人参、白术和炙甘草补益中焦胃气，剂量轻，"阖"的力量不大，"走而不守"，药势升浮。

本方不适合内有郁热或气机上浮者，以及志意过用、入睡困难者。

当归补血汤

出自《内外伤辨惑论》，金元，李东垣。

> 黄芪一两（30g），当归二钱（6g）。

名为当归补血汤，但黄芪（气分药）的量是当归（血分药）的五倍，故此方并非直接补血。

当归辛甘、微苦、温，是"血中气药"，重在"行血气"而非"补阴血"。故本方实用于中焦气虚，脉络瘀堵、流通不畅之格局，补充中气，气行则血行，帮助周身经脉周流、精气通达，化生为血。

助化源、行气血，此方重心在此。

小柴胡汤

出自《伤寒论》。这是一张非常有用的方子，尤其适于小儿、老人等身体虚弱者，他们神气格局尚定，渠道尚通，因中气不足、升降失常所致的各种病证。

柴胡半斤（12g），半夏半升（洗）（6g），皆辛、微开。（注：《伤寒论》所载剂量，柴胡、半夏用量为其他药的五倍以上，但对现代人过大了，括号里提供的是临床常用剂量，供参考。）

黄芩三两（6g）：微苦，寒，降气泄中上焦之热，亦佐制其他药物的辛温之热。

人参三两（6g），甘草三两（炙）（6g），生姜三两（切）（6g），大枣十二枚（擘）：甘温补中焦。

本方的煎煮法亦很有特色："以水一斗二升，煮取六升，去滓，再煎，取三升，温服一升，日三服"，第一次煎加水量很大，煮取一半（六升），去药渣，再煎，浓缩成三升。目的是增加"阖"的力量，并缓和药性。

用于少阳证，真气虚弱，邪气留于中上焦，其势已退，正邪斗争往来交复，故有"寒热往来、不欲饮食、心烦喜呕"诸症，此因中气不足，无力驱邪外出，邪气有下陷深入之势。

服此方后，"上焦得通，津液得下，胃气因和，身濈然汗出而解"。

桂枝甘草汤及甘草干姜汤亦出自《伤寒论》，皆气味辛甘而温，阖补阳气，原用于伤寒发汗过多，致里气不足。

桂枝甘草汤

桂枝四两（12g）（去皮），甘草二两（6g）（炙）：阖补中上焦，用于阳气外泄，心慌心悸。

甘草干姜汤

甘草四两（12g）（炙），干姜二两（6g）：阖补中焦，平补之剂，适合用于中气虚寒之轻证。

吴茱萸汤

亦出自《伤寒论》。

吴茱萸一升（3～9g）（洗），人参三两（1～3g），生姜六两（3～6g）（切），大枣十二枚（1～3枚）（擘）。

用于中焦虚寒，气机逆乱、食谷欲呕。吴茱萸苦辛热；生姜辛温，是温热之品，通阳运化；人参、大枣阖补中气。此方重在调整气机，是紧急情况下，中焦虚寒所致急痛、呕吐的最佳方药。

中焦不足：补血

补血方剂可分为两类：药势作用于阴 - 血层面（深层、多为"静"药），药势作用于气 - 血层面（多为"动"药）。

中焦阴 - 血虚

四物汤

出自《太平惠民和剂局方》。

当归、川芎、白芍、熟地黄等分（9～12g）。

这是补气生血的八珍汤的一部分，四物汤里，当归、川芎为辛温之品，乃"动"药，走而不守；白芍酸苦凉，养阴血而化瘀，熟地黄甘酸温平，为"静"药。

在宋代，女性更多居家生活，此方补血而寓流通之势，是合适的。现代女性终日奔波在外，志意过用，阳浮于上，气血易动，单纯的血虚和血瘀并不多见，且很多人有下焦精虚的问题。若服用此方，可能会出现皮疹或月经过多、失眠等气机虚热上浮之象。

炙甘草汤

出自《伤寒论》，用于"脉结代，心动悸"。

人参二两（6g），桂枝三两（9g）（去皮），甘草四两（12g）（炙），生姜三两（9g）（切），大枣三十枚（6枚）（擘），生地黄一斤（20～48g）

（大剂量），阿胶二两（6g），麦冬半升（10g）（去心），火麻仁半升（10g）。

　　煎煮法：以清酒七升，水八升，先煮八味，取三升，去渣，阿胶入内烊化。

方以人参、甘草、大枣、火麻仁、麦冬，甘平甘温之品补中焦；以阿胶、生地黄补下焦血分，桂枝辛甘温，运通表里血脉。

此方属于气味厚重之品，可用于中下焦血分"虚滞"之证，所谓虚滞，一则气血严重不足，二则血分瘀滞。对于这种"虚瘀"并存的病机，不能过于使用大辛大热发散通利之药，以免伤及正气，使虚者更虚；亦要慎用过于黏滞收涩的滋补药，免得瘀象更甚。

理解的思路：如同枯水期的河床，水流缓慢，沉积物很多，流通不畅，这就是"虚滞"之象。滋养恢复身体内部的精气，需要缓和增加河道的水量，慢慢地，身体下焦精气回复，中焦气血流通，堵塞的瘀血自然会化解。

所以，这种情况，不能用猛烈的汗、吐、下法，也不能用"水蛭、红花、蜈蚣、大黄"等活血化瘀药强行化瘀通络，以免过伤正气。

血脉层次有问题的患者，常常会有心脏或肝脏疾患，或者是深层微循环不良。此方用以和解血分，其中生地黄剂量最大。

桂枝有推动和打开的作用，化解深层循环中的瘀血，并不只是为了补阳；生地黄能去瘀，同时有补"虚劳血痹"的作用；清酒辛甘微温，气味柔和，补中气而通经活络，活血化瘀。

方中所有成分并非为了收聚，而是柔和地流通。整张方子作用于身体内部的流通。

桂枝汤

出自《伤寒论》。

阖补中、上焦。

桂枝三两（9g）（去皮），芍药三两（9g），甘草二两（6g）（炙），生姜三两（9g）（切），大枣十二枚（3枚）（擘）。

整个方子甘辛、微酸、温，收阖气血并流通。张仲景用于太阳病中风（表虚）证，此表虚或因患者体质本虚，或以患者中焦不足而致表气不摄。故以桂枝、生姜辛温助阳，甘草、大枣甘温补中，芍药酸苦、微凉阖阴。故更偏重于阖中，补气血，并非单纯的"解表散寒"。

此方的加减化裁，亦归属这一类（阴 - 血虚损）。

桂枝加芍药汤：酸、微凉之芍药加倍，阖阴补血之力更强。

桂枝加芍药生姜各一两人参三两新加汤：加入人参三两，芍药加至四两，阖补元气，收阖气血。用于发汗后、身疼痛、脉沉迟之虚证。

温经汤

出自《金匮要略》，作者张仲景。

吴茱萸三两（9g），当归二两（6g），川芎二两（6g），芍药二两（6g），人参二两（6g），桂枝二两（6g），阿胶二两（6g），丹皮二两（6g）（去心），生姜二两（6g），甘草二两（6g），半夏半升（6g），麦冬一升（9g）（去心）。

此方以吴茱萸、当归、川芎、桂枝、生姜、半夏辛开苦泄，开通气血，然后以芍药、人参、阿胶、甘草、麦冬甘温补气、甘凉柔润，补阴气而降下阖收。

用于中下焦不足而瘀血在里，引起的虚热、腹痛、唇口干燥、月经不调及不孕。

芍药甘草汤

出自《伤寒论》。

芍药四两（12g），甘草四两（12g）（炙）。

酸甘阖阴，药势与桂枝甘草汤、甘草干姜汤相反。

用于里虚伤寒，误发其汗而亡阳，"厥逆、咽干、烦躁、两胫挛"，先以甘草干姜汤回阖阳气（《伤寒论》条文29，"作甘草干姜汤与之，以复其阳"），再以本方阖阴气。

小建中汤

出自《伤寒论》。

阖补中焦血分，较桂枝汤，加入一倍量芍药、一升饴糖，皆甘酸复阴、阖补中焦阴血之品。

桂枝三两（9g）（去皮），芍药六两（18g），甘草二两（6g）（炙），生姜三两（9g）（切），大枣十二枚（3枚）（擘），饴糖一升（30g）。

中焦气 - 血虚

本类方药同时作用于气分（开）和血分（补或阖）。

逍遥散

出自《太平惠民和剂局方》

　　白术一两（30g），茯苓一两（30g），甘草五钱（15g）：补中运化。

　　当归一两（30g），白芍一两（30g）：补中焦血分，活血化瘀。

　　柴胡一两（30g），薄荷少许，生姜1片：开上焦。

　　甘、辛、微苦。升、开中上焦。

本方补益中焦之力，较小柴胡汤为弱。适用于中气虚弱、内有郁火。如女性中焦气血郁滞，或老人中气虚、纳差、运化不利、易感冒。

注意：当归乃辛散温通之品，非阖收之物！

归脾汤

出自《济生方》，南宋，严用和。

　　黄芪一两（15g），人参半两（8g），白术一两（15g），茯神一两（15g），甘草二钱半（3g），生姜五片（2片），大枣酌量（1枚）：阖补中气，运化中焦。

　　当归一钱（1.5g），龙眼肉一两（15g），酸枣仁一两（15g）：补阴血。

　　木香半两（6g），远志一钱（1.5g）：辛温之品，流通诸药。

用于胃气虚寒，而内无郁火之人。气血双补，气分流通力大。可用于中气虚弱所致的失眠、痛经、血虚，回复面部光彩。

八珍汤

出自《正体类要》，明，薛己。

本方即**四物汤 + 四君子汤**。平衡阴阳、补益气血，药势平和而无偏力，阖中有开。

当归六黄汤

出自《兰室秘藏》，元，李东垣。

> 当归、生地黄、熟地黄、黄柏、黄芩、黄连各等份（各6g），黄芪加倍（12g）。

黄连、黄芩、黄柏、地黄禀寒凉下行之力，收阖血分，当归、黄芪补运中气。亦见于"下焦阴 - 气虚损"。

桂枝去桂加茯苓白术汤

出自《伤寒论》。

> 芍药三两（9g），甘草二两（6g）（炙），生姜三两（2片）（切），白术、茯苓各三两（9g），大枣十二枚（3枚）（擘）。

药势类似逍遥散，茯苓、白术、甘草柔运中焦而补气，大枣、白芍柔补血分，全方柔补气血，而无升散之势（无桂枝、柴胡、薄荷）。

泻中焦：气分与血分

克劳迪那：在中焦层，当病机出现实的情况，我们需要泻或开，有哪些方药可以推荐?

李辛：实证，可以分为气分与血分，所谓**气分**，就是邪气的侵袭或病机的发展，还在功能性的能量层面，尚未影响及物质肉体层面；**血分**，则是邪气已经进入物质层面，或带来肉体组织层面的影响。

比如，单纯的高热，有烦躁、口渴、尿黄、汗出等伴随症状，但没有咽喉肿痛、肺部感染、严重便秘或浓痰，这种情况是功能性的气分问题；如果发热伴随有咽喉肿痛、肺部感染、严重便秘或浓痰等物质肉体层面的症状，表明病情已经发展到血分。

气分和血分在方药使用的区别在于味道：是否有阴味 —— 苦、酸、咸，以及汤药整体味道的薄与厚。

我们先来看气分的方药。

中焦实证：气分

其中所有的方剂都出自《伤寒论》。

白虎汤

石膏一斤（24g）（碎），知母六两（9g），甘草二两（3g）（炙），粳米六合（9g）。

甘寒微苦而清降泄热，用于阳明气分有热之高烧，因石膏气味辛、甘寒，故能透热转气，引热外散，并非单纯的"压制性"清热。与银翘散、小柴胡汤或天麻钩藤饮合用，其效更佳。

本方虽谓寒凉之剂，然较之黄连、黄芩、大黄等苦寒之品，用之于气分实热，并无伤胃之弊。

白虎加人参汤

本方为白虎汤之变方。加入人参三两（5g），阖补中下焦之精气，使原清降之"势"变得和缓。常用于伤寒阳明病或温病耗散太过，气阴不足，及夏日为暑热所伤，神气耗散、汗出过多、乏力口渴、虚热时作者。

大黄黄连泻心汤

本方无须煎煮，类似茶饮。

大黄二两（6g）和黄连一两（3g），以麻沸汤二升渍之须臾，绞去渣，分温再服。

二药入沸水中，浸泡时间很短。此取其气，苦降气分而不伤胃气，避免了久煮后大黄、黄连之苦厚泻下之药势。

作用层次较白虎汤为深（味道较苦）。

附子泻心汤

此大黄黄连泻心汤之化裁：

大黄二两（6g）和黄连一两（3g），黄芩一两（3g），附子一枚（15g）（炮、去皮、破，别煮取汁）。

制法同上，大黄、黄连、黄芩"以麻沸汤二升渍之须臾，绞去渣"，附子另煎取汁后，再入汤中合服。

用于中焦虚寒，气分郁滞。大黄、黄连、黄芩取其气，而降下通利，附子辛温大热，补中散寒，运通三焦。

栀子豉汤

栀子十四枚（9g）（擘）及豆豉四合（25g）（绵裹）。

豆豉微苦、微辛、涩而甘平，为柔阔中气之品，而助运化，轻疏上焦而祛风热；栀子苦，微辛，寒，清化中上焦郁热。

本方用于中气虚弱，邪热留滞于中上焦气分。辛开苦降，以豆豉稳定中焦气机格局，梳理气机之剂。可以参考下焦虚弱、气机逆乱之"麻黄升麻汤"，处方用药之理相似。

中焦实证：血中气分

本节方药，气味兼有辛开苦降，辛则走气、为开为升，宣通中上焦；苦则入血、为降为泄，运通中焦。

藿香正气散

出自《太平惠民和剂局方》。

藿香三两（90g），紫苏一两（30g），白芷一两（30g），半夏曲二两（60g），陈皮二两（60g），桔梗二两（60g）：辛、微苦、温，发散流通中上焦。

大腹皮一两（30g），白术二两（60g），厚朴二两（60g）：苦、辛，温，开运中焦。

茯苓一两（30g），甘草二两半（75g）：甘辛、平、温，温补中气，调和诸药。

制法：将所有成分磨成粉，每次服用二钱（3～6g），以生姜1～3片，大枣0.5～1枚煎服。

在现代书籍中，本方归为化湿剂，然原书记载："治伤寒头疼，憎寒壮热，上喘咳嗽，五劳七伤，八般风痰，五般膈气，心腹冷痛，反胃呕恶，气泻霍乱，脏腑虚鸣，山岚瘴疟，遍身虚肿；妇人产前、产后，血气刺痛；小儿疳伤，并宜治之。"

因其气味辛苦，辛为阳，入气分，苦为阴，达血分。可见其开上焦、运中焦、祛风痰气郁之气分壅滞，亦可化血分积聚。

从气味来看，辛为阳，则开气分，可向上、向外打开；苦为阴，则开血分，向下开，"苦则坚"，可微阖中气。

故本方药势，首在"辛开"上焦与中焦气分，继之以"苦降"中焦血分，通过打开表层，运通内部郁滞（表解里自和）。

若患者虚象不甚，就无须"阖药"：茯苓、甘草、大枣；若寒闭不甚，可去白芷、生姜，或减量。

若患者渠道不畅，而内有郁火，方中辛温之药，易助热生火：可加入竹叶、车前草、滑石、生石膏以宣通渗泄之。

若中焦郁滞（便秘、口腔溃疡、舌苔厚），可去甘草、大枣，增加厚朴、大腹皮之剂量，或加大黄。

方中茯苓是唯一的淡渗利水药，祛湿之力或有不足，如需加强，可以薏苡仁或车前草。

本方以发散上焦为大方向，如患者表气已开，兼有上火等升浮之象，则非此方所宜。我们必须遵循每张方子的大方向，以适于对应之病机，此为重点。

平胃散

出自《太平惠民和剂局方》。

苍术五斤（250g），厚朴三斤二两（156g），陈皮三斤二两（156g）：辛开苦降，向上打开，微微降下，开散之力不及藿香正气散。

甘草三十两（30g）：平补中气，此方乃藿香正气散之小剂。

制法：以上为细末，每次6～9g，以大枣2枚、生姜2片水煎后服用。

在宋代《太平惠民和剂局方》中有不少"辛香温燥"的方药，此与当时的大司天为太阳寒水有关。后有医家朱丹溪在其著作《局方发挥》中指出：《太平惠民和剂局方》有温补燥热之弊，提出"滋阴降火"的治则，此观点亦与当时的大司天转为相火、君火有关。

"辛香温燥"与"滋阴降火"并无冲突，重点是用之对证，前者对于寒湿体质之气血淤滞，是必要且有良效的，但不宜久服。

在紧急情况下（胃痛、呕吐），本方理气活血效速，较四君子汤流通性更佳。对于虚弱患者，可在平胃散疏解气机、解除症状后，继服四君子汤以补益中焦。

总结一下，如患者确实虚弱，以四君子汤阖补柔运；如需开通气机，可以平胃散或藿香正气散；如阳虚寒滞，则以吴茱萸汤。

半夏厚朴汤

出自《金匮要略》。

半夏一升（18g），茯苓四两（12g），厚朴三两（9g），生姜五两

（15g），苏叶二两（6g）。

本方以辛开温通（半夏、生姜、紫苏）为主，辅以苦降淡渗（厚朴、茯苓），具备升、降、开、阖四个方向。宣化中上焦，运通中焦气分。

本方用于"妇人咽中如有炙脔"，亦可用于中焦胃滞，或中上焦郁滞所致之哮喘诸疾。

药势无补阖之意，开通宣畅也。

葛根芩连汤

出自《伤寒论》。

葛根半斤（15g），甘草二两（6g）（炙），黄芩三两（9g），黄连三两（9g）。

本方在《伤寒论》中用于"太阳病桂枝证误下，利遂不止，脉促，喘而汗出"。

由条文可见，本太阳桂枝证，中虚也；误下，且此解救方仍有芩连，说明中焦有热而在气分，前医误在"下之"而致气机下坠不收，故有"利遂不止、喘而汗出"，此中虚不摄、气机陷下之象。

故以葛根为君，甘辛平，气味皆薄、升也，轻可去实；黄连、黄芩苦寒味厚。此方气寒凉、味甘苦，以甘草阖收中焦，葛根提升气机，芩连清泄中焦郁热。

本方旨意，在恢复气机之本来的位与势，不只是现代教材观点的清泻湿热之剂。

大柴胡汤

出自《伤寒论》。

柴胡半斤（24g），半夏半升（9g）（洗），黄芩三两（9g），生姜五两（15g）（切），大枣十二枚（3枚）（擘）：此即小柴胡汤去人参、炙甘草，辛开苦降，通宣中上焦气分。

另加枳实四枚（15g）（炙），大黄二两（6g），白芍三两（9g）：苦酸寒，降泄运通向下入血分。

本方用于太阳病不解，上焦不畅，而中焦有形之积滞和郁热，其药势重在开通以去淤滞，非简单的寒者热之、热者寒之。

如有发热，或预知服用此方后有发热，可加入生石膏以佐制。

在保持药势的基础上，本方可简化为：柴胡（向上、苦辛平凉）、大黄（向下、苦寒）和半夏（打开中上焦、向上，辛、微苦、微温）。

四逆散

出自《伤寒论》。

甘草（炙）、枳实（破，水渍，炙干）、白芍、柴胡各等分，捣筛，白饮和服方寸匕，日三服（每次1～3g）。

药势以枳实、白芍，苦酸下行为主；甘草甘缓阖中为辅；柴胡苦辛平凉，升而流通为佐。

本方用于"少阴病，四逆，其人或咳，或悸，或小便不利，或腹中痛，或泄利下重者"。

少阴病乃中下焦不足之证，其治当以回阳阖本为中心。四逆散为开泄之剂，当如何理解？

从该条文（318）可见其描述的症状皆非少阴病本病之象，而其后有猪苓汤（319）、大承气汤（320、321、322）诸条文，皆是从权治之之法。

由是可知，少阴虽属不足，但仍有邪正斗争未尽之余势，或暂时由虚转实，或由血分转气分。四逆散所主之病机，当是暂时的中焦郁滞，而致上焦肺气不降而为咳，心气不舒而为悸，三焦闭塞而为小便不利，当此之时，可小剂服之，以急则治其标，斡旋气机，不可久服。

故其用量极少，而以白汤送服，白汤者，米汤也，补中气也。

中焦实证：血中血分

大承气汤

出自《伤寒论》。

大黄四两（9～12g）（酒洗），芒硝三合（6～9g），枳实五枚（15～22g）（炙），厚朴半斤（18～25g）（炙，去皮）。

大黄、芒硝、枳实，酸苦涌泄为阴，入于血分；厚朴辛苦温，气分药。

此泻下通便、引气下行之剂。用于热在血分（非气分），或血热互结之患（癫狂证），或邪气阻结于胃肠道。

芒硝咸寒之品，咸可软坚、散结（结节、肿块）、通便。

小承气汤

出自《伤寒论》。

大黄四两（12g），枳实三枚（9g）（大者，炙），厚朴二两（6g）（炙，去皮）。

本方无芒硝，芒硝泄泻之力强于大黄。

大承气汤药势，以行血分为主，兼顾气分；小承气汤乃小之制，以行气分为主。病在中焦郁阻，全身郁阻尚不严重。

又，临床有医，以三化汤治疗中风：大黄、厚朴、枳实、羌活（辛温，开散流通之品）。适于体质素健、便秘严重的中风患者。

大黄附子汤

出自《金匮要略》。

大黄三两（9g），附子三枚（9g）（炮），细辛二两（6g）。

此方寒热并用。附子辛温大热，通行内外，阖补下焦阳气；细辛开散温通；大黄引气下行，通行导滞。

本方用于寒性体质，血分闭结于内（阳虚、水肿、恶寒），或中焦血分阻滞，或胞宫淤滞（痛经），或脏腑淤阻（肿块），导致经络闭阻。

临床中，对于急性疼痛，即使无便秘（或有泄泻），只要病机有瘀阻之象、下排之势，皆可用之。

大黄为君，通下行气血，附子、细辛通达阳气，助其开通之势。本方适于邪正交结，邪气炽盛，故能一鼓作气，达邪外出。

这里有一重要原则：如果无法判断病邪自然的排出通道和"第一个医生"需要的药势方向，就先等待观察，可以暂用稳定中下焦、柔和流通三焦的方药，不要急于用大开大阖的药物，方向错误的开阖补泻会带来危险！可行的策略是，顺势而为，帮助正气提升，激发邪正斗争，这样病机将更加明朗地呈现，然后出手，中病即止。

克劳迪那：下列表格，总结了用于中焦的方药（表21～表24）。

李辛：这些表格清晰实用。要记住，中医治疗的第一步，是确保中气（胃气）充足和流通！要特别关注中焦。以下表格能帮助我们用好这些方药。

表 21

中焦虚							
气虚							
	寒	温	补气	泻中焦	阖中焦	开中焦	升	降
四君子汤 *	−	+	+	−	+	+−		−
六君子汤		+	+−	+	+−	+		+
香砂六君子汤	−	+	+−	++	+−	++	++	+
参苓白术丸	−	+−	+	+−	++	+−		+−
理中丸	−	++	++		++		−	−
附子理中丸	−	+++	+++		+++	+	+	−
补中益气汤	−	++	+++		+−	++	+++	−
当归补血汤	−	++	+++		−	+	++	−
小柴胡汤	+−	+	+	+	−	++	+	+−
桂枝甘草汤	−	+	+		+	+−	+−	−
甘草干姜汤	−	+	+	−	++	−	−	−
吴茱萸汤	−	+++	+++	++	+	++	+	++

* 该类的基础方

表 22

中焦虚								
血虚								
血 - 阴虚								
	寒	**温**	**补阴血**	**泻瘀血**	**阖固阴血**	**通行血脉**	**升**	**降**
四物汤 *	−	++	+	++	+	++	+	+
炙甘草汤	−	+++	+++	+	+	+++	++	+
桂枝汤	−	+	+	+	+	++	++	+−
桂枝加芍药汤	−	+−	++	++	++	+−	−	++
桂枝加芍药人参新加汤	−	++	+++	+	+++	+−	+	+
温经汤	−	++	+	+++	−	+++	+	++
芍药甘草汤	+−	−	++	+−	+++	−	−	+++
小建中汤	−	++	+++	−	+++	+−	+−	++

* 该类的基础方

表 23

中焦虚							
血虚							
气 - 血虚							
	寒	温	补气血	泻瘀血	阖中焦	开中焦	升	降
逍遥散	−	+	+	+	+−	++	+	+−
归脾汤	−	+++	+++	−	+++	−	−	−
八珍汤 *	−	++	++	+	++	+−	+−	−
当归六黄汤	++	+−	+	−	++	++	+	++
桂枝去桂加茯苓白术汤	−	+−	+−	+	+−	++		+

* 该类的基础方

在"**气虚**"类,"四君子汤"是基础方。

如果需要增加"开"或"动"的药势,我们可用"六君子汤"或"香砂六君子汤"。

如果需要增加"阖"或"温"的药势,可用"附子理中丸"或"理中丸"。

如果我们想"开",同时增加"向上"的药势,可用"补中益气汤"。

如果需要"升浮",同时增加"补"的药势,可用"当归补血汤"。

如果需要交通表里,联通中焦与上焦,可用"小柴胡汤"(以开为主)。

如果体内寒甚,逆气上冲,中焦虚闭,可用"吴茱萸汤"。

在"**血 - 阴虚**"类,"四物汤"是基础方(温、补、通、泻瘀血)。

如果需要加强化瘀血的力量,可用"温经汤"。

如果需要增加"补"和"向上"，而减缓"动"之力，可用"桂枝汤"。

如果需要"阖补"阴血，可用"小建中汤""桂枝加芍药人参新加汤"或"炙甘草汤"（"动"之力更弱）。

如果需要"凉、降、阖"之力，可以"芍药甘草汤"。

在"气-血虚"类，"八珍汤"为基础方。

如果需要更强的"温"与"阖"，可用"归脾汤"。

如果需要更强的补气血，并有"凉降""厚味"的药势，那就是"当归六黄汤"。

如果需要调整气血之"升降"，可用"逍遥散"。

表 24

中焦实							
味厚、入血分；味薄、入气分							
	寒	味	补	泻	阖	开	升	降
气分　实							
白虎汤 *	++	薄	–	+++	–	++	+–	+++
白虎加人参汤	+	薄	+	+–	+	+–	+–	+
大黄黄连泻心汤	++	薄	–	++	–	++	–	++
附子泻心汤	+–	薄	+	+	+	++	–	+
栀子豉汤	+–	薄	–	+	+	+	+	–
血中气分　实							
藿香正气散	–	厚	–	+++	–	+++	+++	+–
平胃散 *	–	厚	–	++	–	++	+	++

→

中焦实

味厚、入血分；味薄、入气分

	寒	味	补	泻	阖	开	升	降
半夏厚朴汤	−	薄	−	+	−	++	++	+
葛根芩连汤	++	厚	−	+	+−	+	++	+
大柴胡汤	+	厚	+−	+++	−	+++		+++
四逆散	+−	薄	−	+			+−	

血中血分　实

	寒	味	补	泻	阖	开	升	降
大承气汤 *	+++	厚	−	+++		+++		+++
小承气汤	++	厚		++		++		++
大黄附子汤	+	厚	+−	++	−	+++		+

* 该类的基础方

在**中焦"气分实"**类，基础方为"白虎汤"，凉、泄、降。

如果要增加一些"阖补"的力量，减缓"凉降收"的药势，可用"白虎加人参汤"。

如果需要"凉、降、泄热"的药势，可用"大黄黄连泻心汤"。

如果既要"凉降泄热"，又需要"温中"，可用"附子泻心汤"。

如有虚热郁阻中焦，既需要缓中阖中，又要轻宣微开上焦以泄热，可用"栀子豉汤"。

在**中焦"血中气分"**类，基础方为"平胃散"。

如果需要"升"和"开散"之药势，可用"藿香正气散"。

如果需要"降下""凉泻"，可用"大柴胡汤"。

如果需要"提升气机""微阖中焦""凉泄郁热"，可用"葛根芩连汤"。

在**中焦"血中血分"**类，基础方为"大承气汤"，药势为"凉降泻下"。

如果需要柔和之"凉降泻下"，可用"小承气汤"。

如果需要"温通泻下"，可用"大黄附子汤"。

上焦层

李辛：接下来，我们进入上焦的讨论。

为了便于临床使用，我们把上焦的方药分为三类：纯开上焦之表、开中上焦（表之深层），以及阳气、精血不足体质之开表法。

本节所有的方药，都用于需要"开上焦"的病机，目的是把邪气经体表排出。

下面我们会分别讨论各类的代表性方药。

纯开上焦之表

麻黄汤

出自《伤寒论》，散上焦之寒邪。

麻黄三两（9g）（去节），桂枝二两（6g）（去皮），杏仁七十枚（9~12g）（去皮尖），甘草一两（3g）（炙）。

气味辛甘微温，升也。

用于寒邪袭表，致表气郁闭，而无汗、身痛。

麻黄为君，苦辛温，发表散寒，轻可去实，通行经脉，如阳光布散周身。

桂枝为臣，辛甘温，助阳化气，通行气血，畅达经络。

杏仁苦辛温，辛则通，苦则降，行气降气，兼入血分。

辛温解表之剂，本方药势为"开表""布散阳气"。

麻杏石甘汤

出自《伤寒论》。

麻黄四两（12g）（去节），石膏半斤（24g）（碎，绵裹），杏仁五十枚（9g）（去皮尖），炙甘草二两（6g）。

辛凉解表之剂，"开"之力较**银翘散**大。

汉唐之方，多有此类"行风气"之剂，本方药势明确，无多余的力量。

本方类似**麻黄汤**，以"辛甘寒"之石膏，替换"辛甘温"之桂枝，石膏发泄气分之热。杏仁苦辛温，宣降上焦肺气。

气味辛凉以发表，泻肺中之热。

大青龙汤

出自《伤寒论》。

麻黄六两（18g）（去节），桂枝二两（6g）（去皮），石膏鸡子大（30g）（碎），杏仁四十枚（9g）（去皮尖），甘草二两（6g）（炙），生姜三两（9g）（切），大枣十二枚（3枚）（擘）。

表气郁闭，邪正斗争激烈，症见：头痛、身痛、无汗，阳气郁而不舒，病人烦躁。

此为**麻杏石甘汤**大之制，麻黄、石膏剂量更大，辛凉发表之力强。

银翘散

出自《温病条辨》，清，吴鞠通。

药势类同于麻杏石甘汤，但本方源于清代南方之温病，体质、病机不同于《伤寒论》汉代北方之体质与病机。

气味辛，微苦，凉，宣畅上焦。

> 金银花一两（10g），连翘一两（10g），薄荷六钱（6g），竹叶四钱（4g），牛蒡子六钱（6g），桔梗六钱（6g），淡豆豉五钱（5g），荆芥穗四钱（4g），生甘草五钱（5g）。

> 传统制法：杵为散，每服六钱（6~9g），鲜苇根汤煎，香气大出，即取服，勿过煮。肺药取轻清，过煮则味厚而入中焦矣。

如果用汤剂，可以上列括号里的参考用量。

本方用于上焦风热郁表，而中焦无碍，症见咽痛、咳嗽、发热或皮肤黏膜的过敏。

如果中焦郁滞或上焦表闭严重，本方力量不足，需加入麻黄、柴胡。

桑菊饮

出自《温病条辨》，清，吴鞠通。

> 桑叶二钱五分（7.5g），菊花一钱（3g），薄荷八分（2.5g），芦根二钱（6g），连翘一钱五分（4.5g），桔梗二钱（6g），杏仁二钱（6g），

生甘草八分（2.5g）。

银翘散为"辛凉平剂"，本方为"辛凉轻剂"，属"轻清柔开"上焦之剂。

银翘散用于风热闭阻于皮毛咽喉，桑菊饮乃小之制，药势更轻柔。

定喘汤

出自《摄生众妙方》，明，张时彻。
方义似麻黄汤，而气味更复杂。

麻黄三钱（9g），紫苏子二钱（6g），款冬花三钱（9g），杏仁一钱五分（4.5g）（去皮、尖），法制半夏三钱（9g）（如无，用甘草汤泡七次，去脐用）。

以上诸药，辛苦温，辛散开表。

桑白皮三钱（9g）（蜜炙），黄芩一钱五分（4.5g）（微炒）：苦寒泄热。

甘草一钱（3g），白果二十一枚（9g）（去壳，砸碎炒黄）：阖中补肺气。

本方辛开苦降，以开表气为主，兼以化痰泄热，用于喘证。

开中上焦之表（表之深层）

此类方药，因其气味较第一类厚重，而列入此列。

桂枝汤

出自《伤寒论》。亦见于本章"中焦层：补益中焦"中的"中焦虚：血 - 阴虚"部分。

桂枝三两（9g）（去皮），芍药三两（9g），甘草二两（6g）（炙），生姜三两（9g）（切），大枣十二枚（3枚）（擘）。

制法：上五味，以水七升，微火煮取三升，去滓，适寒温，服一升。服已须臾，啜热稀粥一升余，以助药力。温覆令一时许，遍身漐漐微似有汗者益佳，不可令如水流漓，病必不除。若一服汗出病瘥，停后服，不必尽剂。

本方气味甘辛、微酸，温。

本方用于表气已开而不固，自汗出，而里气不足以排邪外出。本方补充中焦之气血，而以生姜、桂枝引至上焦，排寒外出。有**"补中托邪"**之意。

服桂枝汤需要"啜热稀粥"，以扶助中气，故知患者平素气血虚弱。后又补言："遍身漐漐微似有汗者益佳，不可令如水流漓，病必不除。"乃顾忌汗多开泄太过而伤及正气。

体虚之人，易汗出过而阳气不固，临证中，如表邪已去，可嘱病人静养、温食，或可以"补中益气汤""归脾汤"或"四君子汤"，以补中气，阖气血。

故本方亦可用于女性产后或经期气血不足之外感寒邪。

注：归脾汤和桂枝汤，皆可用于中虚之记忆力下降、面色苍白、失眠。

两方虽成分不同，然皆禀甘辛温之气味。归脾汤因有"白术、木香、茯神"，补中运化之力，强于桂枝汤；且归脾汤有当归、龙眼肉，入于血分之力更甚于桂枝汤。

以下为桂枝汤之化裁：

桂枝加葛根汤

桂枝汤加麻黄、葛根各四两。用于"太阳病，项背强几几，反汗出恶风者"，葛根、麻黄，轻可去实之品，增加开表之力，葛根甘，微辛、微凉，微阖中气而生津液。

桂枝麻黄各半汤

桂枝一两十六铢（5g）（去皮），芍药、生姜（切）、甘草（炙）、麻黄（去节）各一两（3g），大枣四枚（1枚）（擘），杏仁二十四枚（5g）（汤浸，去皮尖及二仁者）。

《伤寒论》原文："太阳病，得之八九日，如疟状，发热、恶寒，热多寒少，其人不呕，清便欲自可，一日二三度发。脉微缓者，为欲愈也。脉微而恶寒者，此阴阳俱虚，不可更发汗、更下、更吐也。面色反有热色者，未欲解也，以其不能得小汗出，身必痒，宜桂枝麻黄各半汤。"

故本方适用于"**此阴阳俱虚，不可更发汗、更下、更吐**"之证。本方调和中上焦之轻剂，以麻黄汤柔开表气，桂枝汤阖中补气，两方剂量皆减半，轻柔之剂也。

桂枝二麻黄一汤

本方是桂枝汤与麻黄汤二比一用量的合方，即取桂枝汤三分之二量，麻黄汤三分之一量合和而成。量小则药势柔和，用于"服桂枝汤，大汗出，脉洪大者，与桂枝汤，如前法；若形似疟，一日再发者，汗出必解，宜桂枝二麻黄一汤"。

桂枝一两十七铢（5g）（去皮），芍药一两六铢（4g），麻黄十六铢（2g）（去节），生姜一两六铢（4g）（切），杏仁十六枚（3枚）（去皮尖），甘草一两二铢（3.5g）（炙），大枣五枚（1枚）（擘）。

此大汗后，气血已弱，不可强发其汗，故以轻剂缓开其表。

桂枝二越婢一汤

《伤寒论》原文："太阳病，发热恶寒，热多寒少，脉微弱者，此无阳也，不可发汗，宜桂枝二越婢一汤。"

桂枝（去皮）、芍药、麻黄、甘草（炙）各十八铢（2.3g），大枣四枚（1枚）（擘），生姜一两二铢（3.1g）（切），石膏二十四铢（3g）（碎，绵裹）。

亦是轻剂柔开之意，越婢汤有"石膏、麻黄、生姜"，气味辛苦、寒。以上三方，皆为治疗表里同病、中虚而邪气留而不去之大原则。学者当深思熟习。

桂枝加厚朴杏仁汤

本方用于太阳病，桂枝汤证有喘证者。厚朴、杏仁苦温下气化痰，兼运中焦。

葛根汤

葛根四两（12g），麻黄三两（9g），桂枝二两（6g），生姜三两

（9g），甘草二两（6g）（灸），芍药二两（6g），大枣十二枚（3枚）（擘）。

"太阳病，项背强几几，无汗恶风，葛根汤主之。"

"上七味，以水一斗，先煮麻黄、葛根，减六升，去白沫，内诸药，煮取三升，去滓，温服一升。"

葛根汤以"无汗恶风"为特征，煎煮法是：水一斗，先煎麻黄、葛根，减六升后（久煎取其味），再内诸药，最后"煮取三升"（桂枝汤煎煮时间短，取其气）。最后的药势，应以"麻黄、葛根、桂枝、生姜"发表为主导，"甘草、大枣、芍药"阖中为辅。

下面是"桂枝加葛根汤"，组成与剂量与"葛根汤"一致，主证与煎煮法不同：

"太阳病，项背强几几，反汗出恶风者，桂枝加葛根汤主之。"

"上七味，以水一斗，先煮麻黄、葛根，减二升，去上沫，内诸药，煮取三升，去滓，温服一升，覆取微似汗，不须啜粥，余如桂枝法将息及禁忌。"

"葛根汤"与"桂枝加葛根汤"煮法区别是，前者"桂枝汤"煮取时间较后者短，相对"取其气"，符合"无汗恶风"，重在发汗解表；后者"桂枝汤"久煎而取其味，符合"反汗出恶风"，以"阖中解表"为主。

以上从煎煮法来理解方药之气味偏重及其药势走向。

盖《伤寒论》流传日久，而版本不一，另有"桂枝加葛根汤"无"麻黄"之说，两方煎煮法都一样："以水一斗，先煮麻黄、葛根，减二升，去上沫，内诸药，煮取三升，去滓，温服一升。"此说亦符合葛根汤"无汗恶风"与桂枝加葛根汤"反汗出恶风"之区别，故存之。

葛根加半夏汤

半夏辛温，开表气，降气化痰。本方较"葛根汤"辛温之力加强，用于表气不开，呕吐之证。半夏止呕而降气。

苏子降气汤

出自《太平惠民和剂局方》。

紫苏子、半夏（汤洗七次），各二两半（7.5g）。川当归两半（4.5g）（去芦），甘草二两（6g）（炙），前胡（去芦）、厚朴（去粗皮，姜汁拌炒），各一两（3g），肉桂一两半（4.5g）（去皮），上为细末。

本方重在温补中焦（当归、甘草、肉桂），而非开表气（无麻黄、桑白皮、杏仁）。

半夏厚朴亦温中降气之品，紫苏子温中而达表，轻开上焦。

用于中焦虚寒，运通不畅，而邪气无力从表层排出，以补中宣通、降运中焦为其药势。

柴胡桂枝汤

出自《伤寒论》。

桂枝一两半（4.5g）（去皮），芍药一两半（4.5g），黄芩一两半（4.5g），人参一两半（4.5g），甘草一两（3g）（炙），半夏二合半（5g）（洗），大枣六枚（1枚）（擘），生姜一两半（4.5g）（切），柴胡四两（12g）。

此方为小柴胡汤加桂枝、白芍（阖补中焦血分）。

本方辛温发表为首，甘以补中，苦以降下。柴胡为君，开表里气；黄芩泄热、半夏降气化痰。本方用于表气不畅而内有郁热的"非纯粹表证"——既有寒邪留滞，亦有里气不和。

阳气精血不足体质之开表法

麻黄附子细辛汤、桂枝加附子汤、桂枝去芍药加附子汤

以上皆出自《伤寒论》。

加入附子，温阳而阖补下焦，"麻黄附子细辛汤"长于发散风寒。该方亦见于"下焦阳气虚"一节；"桂枝加附子汤"补阳气阖中之力，胜于桂枝汤；"桂枝去芍药加附子汤"中芍药，阴药也，故本方阖补下焦之力更强。

小青龙汤

出自《伤寒论》。

原文：伤寒表不解，心下有水气，干呕，发热而咳，或渴，或利，或噎，或小便不利，少腹满，或喘者，小青龙汤主之。

麻黄（去节）、芍药、细辛、干姜、甘草（炙）、桂枝（去皮）各三两（9g），五味子半升（6g），半夏（洗）半升（9g）。

注："升"为古代容器，五味子较半夏轻，故以上克数为临床参考用量。芍药、五味子味酸之品，阖收中下焦血分，小青龙汤的味道与桂枝汤接近，但辛味更胜。盖桂枝汤用于表气已开，内虚而无邪之证，小青龙汤作用于表气郁闭而下焦不足。三焦运转不利，故有干呕、发热、咳、渴、小便不利、下利等症状。这一系列症状，都是由于表气郁闭，里气不足而致三焦水道不畅，"水气"停留所致。所以本方针对的是"气机"，使水道得通，并非

"对症"治疗。

克劳迪那：上焦的治疗相对简单：如果是"纯表"证（脉浮、恶寒、颈项痛、无汗），我们用"麻黄汤"及其变方；如果表气不和，中焦虚滞，用"桂枝汤"及其变方；如果患者还有阳虚（身寒、脉弱），用"麻黄附子细辛汤"或"桂枝加附子汤"；如果还存在精虚的情况，就加入相应的补下焦之品。

真正的困难在于认清病机和邪正相争的层次。《伤寒论》确实是一部珍贵而详尽的临证指导经典。但对我来说，还有些复杂和令人困惑。（详见附录三：《伤寒论》选读）

李辛：是的，初学者会觉得有困难。但是，只要理清病机与药势的理路，加之临床经验的积累，辨证的困难会一步步克服的（表25～表27）。

表 25

	上焦						
	纯开上焦之表						
	寒	温	补	泻	阖	开	升	降
麻黄汤	–	++	–	++	–	+++	++	–
麻杏石甘汤	++	–	–	++	–	++	+	+–
大青龙汤	+++	–	–	+++	–	++++	+++	+
银翘散	++	+–	–	+	–	++	++	
桑菊饮	+	–	–	+	–	+	+	
定喘汤	+	+	+	+	+	++	+	++

表 26

上焦

开中上焦之表（表之深层）

	寒	温	补气	祛寒	阖	开	升	降
桂枝汤	−	++	++	+	++	+−	+−	−
桂枝加葛根汤	−	++	+	++	+	+	++	
桂枝麻黄各半汤	−	+	+	+	−	++	+	
桂枝二麻黄一汤	−	+	+	+	+	+	+	+
桂枝二越婢一汤	+−	+	+	+	+	++	++	
桂枝加厚朴杏仁汤	−	+	+−	+	+−	+	+	+
葛根汤	−		+	++	+−	++	++	
葛根加半夏汤	−	++	+−	++	−	++	+	+
苏子降气汤	−	++	++	+−	+	+	+	+
柴胡桂枝汤	−	+−	+	+−	+−	+	+	+

表 27

上焦

阳气精血不足体质之开表法

	寒	温	补	祛寒	阖	开	升	降
麻黄附子细辛汤	−	+	+	+++	−	+++	+++	
桂枝加附子汤	−	++	+++	+	+++	+	+	−
桂枝去芍药加附子汤	−	+++	+++	++	++	++	++	−
小青龙汤	−	++	++	++	+	++	++	+

三焦水道

李辛：现在，我们进入方药分类的最后部分——三焦水道。

正如在第一部分"中医理论"里所述，三焦的功能，可以理解为一个"中央供暖"系统，用来把食物转化为中气，把水转化为"水气"以供应全身。为了保持系统稳定和适时维修，我们有几个入手处：调整"炉"（下焦），调整"锅"（中焦），以及打开管道系统（上焦、表气、经和脉）。

在本节，我们提供了四种方药：即直接开水道、开上焦、开中焦和开下焦。

直接开水道

五苓散

从上焦入手，出自《伤寒论》。

本方用于发汗过多，出现暂时的阳气不足，而致水道不畅，小便不利。

原文：太阳病，发汗后，大汗出，胃中干，烦躁不得眠，欲得饮水者，少少与饮之，令胃气和则愈。若脉浮，小便不利，微热消渴者，五苓散主之。

猪苓十八铢（2.5g）去皮，泽泻一两六铢（6g），白术十八铢（2.5g），茯苓十八铢（2.5g），桂枝半两（1.5g）去皮。

上五味，捣为散，以白饮和服方寸匕，日三服。多饮暖水，汗出愈。如法将息。

剂量小，小补阳气，轻可去实之剂。

猪苓汤

从中焦入手，出自《伤寒论》。

猪苓（去皮）、茯苓、泽泻、阿胶、滑石（碎）各1两（9g）。

本方阖中焦，利水道。

真武汤

从下焦入手，出自《伤寒论》。

茯苓、芍药、生姜（切）各三两（9g），白术二两（6g），附子（炮，去皮，破八片）一枚（3g）。

补下焦阳气而利水道。本方属《伤寒论》辨少阴病脉证并治。

开上焦以通利水道

麻黄汤

本方乃"表解里自和""提壶揭盖"之原理（详见"上焦层：纯开上焦之表"）。

开中焦以通利水道

苓桂术甘汤

出自《伤寒论》。

茯苓四两（12g），桂枝三两（9g）（去皮），白术二两（6g），甘草二两（6g）（炙）。

本方类似"五苓散"，然阖运中焦之力更胜。

开下焦以通利水道

金匮肾气丸

出自《金匮要略》。

原文：虚劳腰痛，少腹拘急，小便不利者，八味肾气丸主之。

干地黄八两（24g），薯蓣、山茱萸各四两（12g），泽泻、牡丹皮、茯苓各三两（9g），桂枝、附子（炮）各一两（3g），上八味末之，炼蜜和丸。

本方用于下焦阴阳两虚，小便不利。以附子、桂枝温阳通达阳气，开通三焦水道。

亦见于"下焦层：阴阳两虚"。

克劳迪那：下面是本节的最后一张方药对比表格（表28）。

表 28

三焦水道								
	寒	温	补气	泄水气	阖	开	升	降
直接开水道								
五苓散（上焦）	–	+	+	+	–	++	+	+
猪苓汤（中焦）	+–	–	+–	++	+–	+	–	++
真武汤（下焦）	–	++	++	+++	+–	++	+–	++
开上焦以利水道								
麻黄汤	–	+	–	+++	–	+++	+++	–
开中焦以利水道								
苓桂术甘汤	–	+	++	+	++	+–	+	+
开下焦以利水道								
金匮肾气丸	–	+++	+++	++	+++	+–	–	+++

临床案例

克劳迪那： 是否可以提供一个典型的案例，来展示草药的应用，我希望是一个复杂的慢性病，这样也能帮助我们理解中医诊断的基础原则：资源、气机、病机以及如何在特别的邪正转化中抓住"机"而逆转病势。

李辛： 有一位 A 先生，生于 1968 年，是 IT 行业的高级管理人员。
2004 年 5 月 21 日第一次来看诊。

主诉：严重口腔溃疡 4 年，伴有牙龈肿痛，局部淋巴结肿大。

他曾在不同的西医院，包括五官科医院就诊，以抗生素、激素治疗两年，无明显改善。后又在北京某知名中医医院就诊，服用苦寒、解毒类汤药两年，亦无明显疗效，但脾胃消化功能变得虚弱了。

这个病人还有下肢肌肉和软组织深部的慢性感染，局部有暗红色溃疡口，少量脓液，气味臭秽，伴双下肢水肿。以上病况时重时轻近十年，但从未痊愈。据他回忆，有可能是因为外伤感染所致。

这是一位压力很大，非常繁忙的商务人士，具有高度责任感，长时间工作并有很多跨国长途飞行。内心还有很多未表达的情感创伤。

首诊：2004 年 5 月 21 日

病人表示口腔溃疡严重，很痛，进食困难，口很渴；失眠多梦，夜间汗多；自觉眼压过高，视物不清；排气很多，胃时痛；足寒，下肢水肿；小便不畅；腹股沟湿疹、瘙痒。

舌诊：深黄色厚腻苔，地图舌，提示体内湿毒壅盛，中焦严重受损。

脉诊：右脉数而强，浮大而搏指，左脉紧滞，提示阴分虚滞，而阳热外浮不收。

诊断：中下焦不足，虚阳上浮，郁热湿毒在内。

因为患者服用"苦寒清热"药很久，目前脾胃气弱，不能再受"苦寒重药"了。

现在的问题是：如何减轻湿热，减缓口腔疼痛？显然，不能用"抡棍子"的方法，再以厚重之味来对抗，过去的诊疗过程也证明此路不通。

我决定用"轻宣疏透"的方式，来运通中焦，引热从小便下行。以"甘寒"泄气分热，而不伤胃气，再用"人参、附子、干姜"温中，阖收下焦阳气。

处方：

　　酒大黄 6g，大腹皮 6g，生甘草 10g，滑石 12g（先煎），土茯苓 20g，连翘 6g，白茅根 20g，生石膏 15g（先煎），薏苡仁 15g，佩兰 10g，生白术 10g，干姜 6g，人参 6g，熟附子 6g（先煎），生杜仲 15g。

　　6 剂。

本方酒大黄、大腹皮、连翘为味苦之品，剂量很小，清中焦湿热，引血分热下行而不伤胃气。其他诸药，多为甘、平、微苦。滑石、土茯苓、白茅根、薏苡仁淡渗、引热下行。

　　首次没有针刺治疗，因为病人没有时间。

第一个月的治疗情况

　　6 天后复诊，病人感觉好多了，口腔溃疡改善很多，喝牛奶也不再腹泻。左脉变得柔和。这说明中气和元气逐渐恢复。

　　此后他每周来两次，处方基本同上，根据他的气机开阖水平，或加入"五味子、乌梅"以阖，或加入"荷叶"以开。

　　因为患者日程匆忙，到 6 月 4 日，做了第一次针刺治疗。

　　取穴：以"足三里、合谷、丰隆"开阳明；以"太冲、然谷"开阴分；以"上星"清降神气，泄热。

第二个月的治疗情况

　　6 月 18 日，我增加了开上焦表气的药：麻黄 6g，升麻 12g。

但不是合适的时机，开早了，他的口腔溃疡加重，入睡也困难了。左脉再次拘紧不舒。此为精虚、阳气上浮之象。可见，下焦精虚是其根本原因。但此时中焦尚弱，热毒之势尚炽，目前还没有条件濡养阴精。

6月正处夏季，天地之气开泄，即便用了"知柏地黄丸"，还是无法控制气机上浮的格局。

但这次"开"的好处是，表气已通，为未来的进一步治疗打好了基础。

第三个月的治疗情况

我回到了第一次的治疗原则：轻宣疏透。

在原方的基础上，根据中焦运化能力，逐渐加入阖下焦之品：如黄柏10g、生地黄10g。口腔溃疡渐渐得以控制，他的胃口也越来越好。

继续辅以针刺治疗，其目的是清泄热毒、流通中焦和外周经络，使里气外达。

取穴：大椎、命门、风府、风池、中脘、关元、肓俞。

舌苔变化很大，黄厚腻苔转为略厚苔，说明湿热之邪大部分已去。
左脉由过去的紧滞，变得沉而柔缓。提示阴精得以恢复。
腿部皮损的颜色，由过去的暗红，变为浅红色。

第四五个月的治疗情况

我开了足浴药，以宣通气血、化瘀通络，处方：

大黄20g，黄芪30g，桂枝20g，连翘15g，白芷20g，荆芥20g，乌头 15g，金银花 9g，透骨草 30g，木香 20g，没药 20g。

他每周用 3～4 次，一共用了 3 周。

同时，每天继续服用"轻宣疏透"的汤药。

在这两个月中，他有大量的外出差旅，不能常来看诊。

他的脾胃大大地改善了，我可以用更苦、凉一些的药物来清泻热毒，也用了些甘苦之品来补阴。这几个月的基本方变得更加"味厚"，以治疗更深的"血分"。

处方：

青蒿 12g，鳖甲 10g，知母 9g，生地黄 10g，玄参 20g，何首乌 15g，生大黄 6g，白茅根 25g，生甘草 15g，穿山甲 *9g，生石膏 15g，熟地黄 15g，连翘 12g，肉桂 6g，山茱萸 15g，炒白术 12g。

（*2020 年起，穿山甲禁止入药。）

患者的口腔溃疡已经很少发作，只有在吃了螃蟹、海鲜和羊肉，或者长途飞行、睡眠不足时才会有问题。每当这时，我就继续用第一个月的处方，运转三焦，利小便以引热下行，来控制局面。

虽然仍然有大量的差旅，但经过这两个月时断时续的治疗，他的舌苔正常了，腹股沟湿疹彻底消失。睡眠正常，自觉精神和思维清晰冷静，腿部仍有一块深红色的皮损，但局部不再有红肿炎症的现象。

2004 年 10 月 15 日来诊

患者刚刚结束 20 个小时的飞行，提着箱子直接来看诊。他的下肢溃疡复发，但口腔正常，舌苔干净，左脉平顺，右脉略紧，尚和。说明阴血已复，阳气尚不足。

还记得第一次的脉诊：右脉强而浮大搏指，这意味着邪热炽盛，而非正气强盛。

现在邪之大部已去，经脉通畅，所以呈现出"气虚之象"。这是右脉紧的含义。

当天，有一个"补中""阖中"的机会，因为邪之势已退，中焦和经络渠道通畅（舌净）。且之后他可以休假，神气会更舒缓。

处方：

茯苓 12g，生白术 10g，生牡蛎 25g，荷叶 10g，乌梅三个，生地黄 10g，熟地黄 10g，芦根 15g，白茅根 15g，莲子 25g，玄参 10g，生黄芪 6g，陈皮 6g，忍冬藤 12g，生甘草 6g。

服后，效果很好。

2004 年 11 月 1 日来诊

患者反馈最近的口腔处于这些年的最好状态，左腿的溃疡已经收口一个月（十年来第一次），右腿还有一些小红点，双下肢的暗红色皮肤也都变浅了很多。最近没有出现过腰痛和脚冷（下焦阖住了）。精神稳定、思路清晰，即便因为饮食不节，或长途飞行过于疲劳而出现口腔溃疡，症状也都很轻微，几天之内就能恢复，不像过去会持续几个星期。

精、气、神得以阖收恢复，现在是一个进攻"深层血分"邪气的机会。
我用了一个简单的处方：

> 生大黄 20g（先煎），芒硝 6g（冲服），竹茹 3g。

以此方攻逐中焦血分的瘀滞。
看诊这天是周五，周六服药后，患者出现腹痛、腹泻四次。
周日：无腹痛，排出黑色便三次，味臭秽。
周一：腹中微痛，腹泻两次，黑色。
大开之后，需要再"阖"。
处方："四君子汤"加入酸甘之品，以资气血。

> 生白术 10g，茯苓 30g，甘草 10g，山药 15g，灶心土 30g，生牡蛎
> 25g，乌梅 3 个，干姜 6g，玉竹 10g，连翘 6g，金银花 3g，丹参 6g，天
> 花粉 10g，鳖甲 9g，大腹皮 10g，生地黄 10g，熟地黄 10g。

患者小便不畅多年，自五月第一次看诊服药后，他的小便已恢复正常
（此为三焦水道通畅、元气渐充之象），且体重逐渐增加。

精气神渐盛，气机平复，但体内仍有湿热，余邪未尽，舌见白而厚苔，
右脉缓和，但左脉紧，沉取强而搏指，此气分邪气已去，深层血分尚有瘀热
结聚之象。
又到了攻邪之机，处以"三物小白散"，这是唐代的方药。

处方：

桔梗、贝母、巴豆（3：3：1），按需服用 0.1～0.3g。（巴豆去皮心，炒黑）研磨如脂，上三味为散。白饮服之（白米汤）。

医嘱：自煮大米粥，凉后备用，如果药后腹泻严重，可以喝凉粥。

巴豆辛热，有毒，会导致强烈的腹泻，不同于其他通便药——多为寒凉之品（如大黄、芒硝），巴豆性热。近代中国，巴豆已列为"禁药"，很难获得。但用之得机得法，巴豆可去除中下焦深层血分之瘀及寒积邪气，其效无他药可及。

服用标准剂量的"小白散"后，患者连续腹泻两天，每天 6～7 次。但他觉得自己的精神、身体和肌肉非常轻盈，脸也变得干净而色浅，腿部不再有肿胀、瘙痒和红色疱疹。十多年来，他的脚第一次有汗出的感觉，这提示下焦的阴气和阳气得以交通，最深层的气血得以通达于外。

此次大开之后，阴阳自和，可运通中气。

患者没有虚弱的感觉，所以不再需要"四君子"了。

处方：

生白术 12g，大腹皮 12g，酒大黄 9g，槟榔 9g，忍冬藤 15g，牛膝 10g，生石膏 20g，连翘 6g，车前草 10g，蒲公英 10g，鳖甲 10g，桂枝 3g。

5 剂。

2005 年 1 月 4 日来诊

患者连续出差两周，口腔无异常，这是最近一年来最好的状态！

目前精与气恢复得很好，皮表、经络和中焦渠道通畅。可继续治疗血分郁热。

以小剂量味苦之品，避免"味过厚而直入肠腑"之弊，而通达全身经络，清理表里内外之余热。

处方：

> 生大黄 5g，黄芩 6g，黄连 6g，黄柏 9g，生地黄 15g，熟地黄 15g，知母 6g，山药 12g，天花粉 15g，白人参 3g，炮姜 5g，莲子 15g，鳖甲 9g，半夏 10g，茯苓 30g，黄芪 15g，蜈蚣 1 条。

茯苓、花粉、莲子、山药，甘润阖中，调和诸药。

鳖甲，行深层血分。

半夏，降气化湿。

蜈蚣，通经达络。

大黄，化血分之有形积滞。

效果令人满意。此诊之后，患者转为不定期见诊调理，诸症告愈。

在这个案例的治疗过程中，我们回顾一下抓住"机"的治疗切入点：

第一，是"开"还是"阖"？首先，需要阖补元气，同时柔开中焦与三焦水道。

第二，邪气的出路和气机方向的调整。选择从大便（味苦之品，大黄、芒硝、大腹皮、槟榔）和小便（味淡之品，车前草、薏苡仁、白茅根、滑石）排除邪气。以微辛之品（连翘、佩兰、麻黄）开上焦表气，以酸苦、甘寒、咸降之品（玄参、生地黄、熟地黄、石膏、乌梅、灶心土、生牡蛎）帮助浮阳下潜。

第三，适时补中焦、阖精气。当邪气渐去，经络通畅时，以莲子、白术、山药、天花粉甘平温润之品及熟地黄、鳖甲清补，补而不腻，不增加郁热。

患者的精虚是邪气入深、缠绵难愈的根本原因，所以，根据中焦运化及气机空间的变化，适时"阖补精气"是贯穿治疗的主线，首诊用了"人参、生杜仲、白茅根"，后面有"生地黄、玄参、何首乌、山茱萸"；待邪去大半后，开始用"乌梅、灶心土"以阖收下焦。

第四，在精气神相对充足、格局稳定时，抓住机会，通下排邪。

该患者有十年的慢性溃疡病史，在这个较长的治疗过程中，补精气、运中焦和驱邪热是主线，需要根据每一时期的邪正虚实与标本先后，决定开阖的先后与比重。最终的目的，是恢复三焦的气机：上焦得通，中焦得运，下焦精气恢复，而周身经脉、表里渠道畅通。

在整体治疗方案中，方药是最核心的手段；针刺用来打开渠道、安定神志，是第二位的。

克劳迪那：这个案例非常清晰地表明：即使是非常复杂的慢性病，只要诊断与治疗得法，是可以有很大帮助的。治疗的过程，始终跟随诊断的大方向：人体的资源，气机的开阖，病机邪正的转换，以及如何选药处方，调和气味以契合当时的病机和病势。这里面最重要的，是跟随邪正气机的随时变化，抓住机会，顺势而为，或扭转不良的格局与趋势。

我们关于"本草"的讨论将要完成，接下来，能不能在"药物外敷法"方面给我们一些建议？

李辛：外敷法在《黄帝内经》中就有记录，我还想介绍一本专门的书：清代吴师机的《理瀹骈文》。他指出外敷法的原理与内服药一致："外治之理，即内治之理，外治之药，亦即内治之药；所异者，法耳。"在诊断与辨证用药部分，指出"判上中下三焦，五脏六腑，表里寒热虚实，以提其纲"，即以三焦和八纲为纲。

我们选用合适的药物外敷，其效能，有两个方面，一是非特异性刺激，类似针灸或磁力；二是以"气"为用，多以辛温之品，如透骨草、乌头、桂枝用于穿透皮肤腠理，配以他药以调整气机与邪正开阖。若是病机以湿热为主，多以辛凉苦寒之品。

可以用于药浴外洗，或制成膏剂直接外敷特定的针灸穴位。常用的敷贴部位有：神阙、涌泉、劳宫。

传统有玉红膏、黑膏药，用于皮肤和伤科疾患，我们也可以自己调配敷料，如以大黄、金银花、三七来活血化瘀，消肿止痛。

总结

克劳迪那：接下来，我们回顾前面深入讨论的几个重要话题：

- 识"机"
- 药物剂量
- 煎煮法

李辛：这几项确实很重要，我再详细说明一下：

1. 识"机"而动：当机而处置，是在开方前至关重要的。当下，正在发生发展的变化与趋势中，什么才是通往向愈的钥匙？这需要医生在整个治疗过程中保持对患者持续而精微的观察，尤其是在"机"变化极快的急性病证，处方必须跟随其进程，及时调整其药势方向。

在古代，这是行医就诊的合适方式，但在现代，除非病人是住在医院里，否则很难每天观察其变化，更不要说观察每个小时的变化了。这就增加了识"机"的难度，**除非医生有深入的"内在训练"，可以看到更多，感受到更细微，并且了知将要发生的变化。**

作为原则，急性病的开始阶段，每次处方不要超过 3～4 天，需要复诊再评估态势，直到病情稳定了，才可以开具较长时间的汤剂。

而对于慢性"本气自病"类病证，使用调和气血及滋补类方剂，1～2 周，甚至更长的连续服用是相对安全的，不需要随时换方。

2. 组方中的某个或某些药物剂量的变化，可以改变整个处方的气、味和药势方向。

举例说明，单味药"人参"和方剂"小柴胡汤"。

人参

用于补益和急救，可用较大剂量（10～20g），仅适用于内无郁热和淤滞的患者。

用于安神或阖守，可用小剂量（3～5g）。

作为佐使药，支持和协助其他药物，可用小剂量。如人参＋桂枝，可支援桂枝引气外出和流通的力量；人参＋厚朴，可协助厚朴导气下行的力量；人参＋甘草，加强了甘草阖收中焦的力量。

如需控制某药的偏力，用小剂量。如人参＋麻黄，人参可减缓和防止麻黄发散过度，伤及里气。

小柴胡汤

如果我们用常规剂量：

柴胡 9g，黄芩 6g，人参 5g，半夏 6g，生姜 6g，大枣 3 枚，甘草 3g。

方药甘辛，微苦，属于气分药，药势上升而向外开散。

如果增加桂枝和白芍各 6g（柴胡桂枝汤），就偏于血分，而且也增加了辛温通阳的力量。

如将白芍增加到 10~15g，味变厚，药势将偏阖降、偏阴分。

如外感风寒，可减少人参、大枣（甘补厚腻），增加半夏和生姜的剂量，以辛开散表。

如外感风寒，伴有发热咽痛，可加大苦寒泄热之药——黄芩的剂量，保持柴胡剂量而减少其他药物的用量，来泄热散表。

如患者咳嗽而痰多黏滞，可去人参、大枣（滋补且偏粘滞），增加半夏、生姜和黄芩的剂量，药势将更开散而清泻痰热，走气分。

如患者"中气不足"，伴有低热、口渴、咽干、呕吐、烦躁，可减轻人参、柴胡和生姜，增加甘草与黄芩，以和中降逆，药势甘缓而守中。

如患者处于"少阳"而有郁热的阶段——往来寒热、便秘、上腹部疼痛、呕吐、烦躁，可去人参、大枣，加栀子、大黄，（大柴胡的思路）以泻中焦郁热。

现代的处方，往往剂量过大，且用药繁杂，也许是因为古人"病"的呈现比现代人更为"清晰"，现代人的精神生活和病证表现确实更为复杂，但医生每一次处方用药，都应明晰"标本缓急"（识机），而不是见症投药，满天飞雨而不明格局。这也正是我的启蒙老师任林先生告诉我的。

3. 煎煮法：不同的煎煮过程，也会影响方药"气与味"的取舍偏重。

其基本原则是：辛味药，尤其是辛香开窍之品，应后下而勿久煎（如薄荷、紫苏叶），以取其气；矿物、贝甲类应久煎（除非已打成粉）。

回顾"桂枝加葛根汤"和"葛根汤"，两方药味、剂量一致，但煎煮法不同。

桂枝加葛根汤：上七味，以水一斗，先煮麻黄、葛根，**减二升**，去上沫；内诸药，煮取三升，去滓，温服一升，覆取微似汗，不须啜粥，余如桂枝法将息及禁忌。

葛根汤：上七味，以水一斗，先煮麻黄、葛根，**减六升**，去白沫，内诸药，煮取三升，去滓，温服一升，覆取微似汗，不须啜粥，余如桂枝法将息及禁忌。

如果换算成现代剂量比，桂枝加葛根汤，是以 10 升水先煎葛根麻黄，"减至 8 升水"时加入"余药"，最后煮剩 3 升水时完成。而同样配方的葛根汤，也是以 10 升水先煎葛根麻黄，"减至 4 升水"时加入"余药"，最后同样煮剩 3 升水时完成。

两者的区别是"余药"煎煮时间的长短。

可见第一种煎法，"余药"煎煮的时间更久，目的是取"余药"（桂枝汤方）的味；第二种煎法，取的相对是"余药"的气。这样，前者阖收的力量相对后者更大。

所以，"桂枝加葛根汤"以补中解表为主，而非发汗。而"葛根汤"重在发汗解表。

克劳迪那：能否提供一个简明的方法，显示如何根据不同的气味、煎煮时间、剂量和颜色，来判明方药在三焦不同的药势分布？

李辛：请看下表（表29）。

表 29

上焦	中焦	下焦
气胜味	气味平衡	味胜气
味淡	味道中等	味重
煎煮时间相对短	煎煮时间如常	煎煮时间久
方药剂量相对轻	方药剂量如常	剂量相对大
气味芳香而清晰	气味相对复杂	味厚重
颜色浅	颜色中等	颜色深
餐后服用	餐后服用	餐前服用
升而开表	开阖升降兼顾	阖开兼顾
开通表气、经络	调理中焦	作用于下焦
气分	气血兼顾	血分

克劳迪那：前面谈到，你的第一位启蒙老师 —— 任林先生鼓励你处方用药时，要注意"识机"和"药味精简"。那么，你从第二位老师 —— 宋祚民先生那里学到的重点是什么？

李辛：宋老曾经告诉我，有两种不同的用药方式：

第一种叫**"抡棍子"**，用比较强烈的药物和较大的剂量，使用"麻黄、黄连、黄柏、大黄、细辛"等大辛大热、大苦大寒、强烈开通或发散、泻下的药物。

他告诉我："这种方式，打中有奇效，但如果药不对证，也可能伤害到病人。"

这种"大开大阖"很适合《伤寒论》时代的体质，但也必须在病势清晰、诊断清楚的条件下使用。现在适合用于急性疾病，病人体质尚好，但也有赖于医生的诊断"识机"。这种偏于"刚猛"的方式，并不适合敏感而虚弱的病人，在虚实夹杂、病势尚不清晰时，也需要慎用。

第二种相对稳妥的方式为**"轻宣疏透"**，用气味相对轻柔的药物，来开上焦（宣）、运中焦（疏），目的是通达三焦气机（透）。这一遣方用药的思路不仅在气分病非常有效，在血分和下焦病的治疗也是适宜的。

宋老在下焦用药的特点，是用"柔药清补"和"潜镇益精"，前者如菟丝子、桑椹、肉苁蓉、巴戟天、女贞子，此类药不碍胃气，亦不易生郁热；后者用矿物、贝甲类帮助阳气阖收入阴（潜），安神定志（镇），如：紫石英、生磁石、生龙骨、生牡蛎、珍珠母。还常以种子类药物补益精气，如：五味子、核桃肉等，这些都并非大热大补之物，而是以"阖降滋润"为补。

以上用药思路，又称为**"轻灵柔化"**，以轻柔、流通的药物，以通为用，顺应气机，帮助病人的**正气"自化"，邪气"自解"**。就像面对家庭内部问题，不需要用过于强烈的方式，应柔和地推动其本有的进展过程。

"大开大阖"与"轻宣疏透"两种方式并不冲突，但相对于体质、神质复杂的现代人，后者应用的机会更多。大量的现代人因过用电子产品，与大自然失去联系，工作压力巨大，饮食起居不节而神不定且散乱，气血上浮于头面，下焦精气亏虚，中焦常常湿热或食积阻滞。他们都需要安神、疏利中焦、阖收下焦。

克劳迪那：是否可以这样理解，中国历史悠久，不同的时代，因其历史文化、地理、生活方式的不同，呈现出不同的疾病表现，从而形成不同的医学流派？

李辛：是的。《伤寒论》之前的时代，人类生活与自然的关系更紧密，他们的"神"更加清明，体质更为强盛，但也更容易受到气候因素的影响。因而他们的邪正斗争和病机方向更清晰。所以"麻黄汤、桂枝汤、大承气汤、小承气汤、大柴胡汤、小柴胡汤"这些用药简单、药势直接的方剂，可以处理大部分问题。

那时候的医生按照古代的"气、味""升、降"原则，借用不同药物所蕴含的能量方向与信息特质，来帮助人体神与气的正常运行，而不像现代医生，根据"功效"来使用本草。

在孙思邈生活的唐代，那时的方剂沿袭了汉以前的特点，但更复杂。医生们还能够保持过去的传统，关注生命和疾病的无形层面，能够直接调神与气。在孙思邈的《备急千金要方》《千金翼方》里有很多记载：比如，医生需要自我调神，医生如何在大自然修炼，如何体会和制作具有调神力量的药物。所以，那个时代的医生，还能够从根本上调治神气和身心，并顺应自然，应时而动。

到了宋代，艺术与思想得到了高度的发展，但社会习俗与文化传统控制了个体的自由意识。国家主导医学教育和官修本草著作，为全国性的医药管理提供了可能。政府组织专人，编著了官修本草，如《太平惠民和剂局方》，颁布全国统一使用，开始了集中统一的医学学习、考试和药品制造。

这既是医学的进步，但也使得当时的医生，更多地从规范化的书本和既有的经验里学习，这是一种相对"头脑型"的而非"由心"的学习方式。大多数的医生渐渐失去了与天地自然、药草虫兽真实的联系和感受，而不得不更依赖于书本知识和累积的个人经验。

可以说，从宋代开始，传统中医的发展转入了现代人熟悉的模式：有些医生不再熟悉药物，药农去采集和生产；正如现代的医师和药师，不再参与选材、炮制和制剂加工，而有专门的作坊和工厂来按照官修本草里的药方制作。

人们开始追求享受，偏重于理论思辨和道德说教的社会文化潮流，胜过了传统所推崇的尚武精神和勇气。那个时代，以农业和文化为中心的中国内陆，始终受到西北部游牧民族的进攻和威胁，往往以金钱和联姻来维护国家的安全，而在汉唐时代，中国人是有能力采取进攻态势的，这也反映了个体的体质、精神力和意志力的下降。

外在的连年战乱和流离的生活，内在的中焦脾胃失常而产生的各类内科杂证，成为普遍的病患，这也是《脾胃论》作者李东垣学术思想产生的历史背景，他的老师张元素，也是当时的名医。据载，李东垣"明于性味、精于针术"，这两位大家和李东垣的弟子王好古、罗天益延续了以"气味升降"为特点的方药传统，他们的著作非常重要。

在其他的著名医家中，朱丹溪认为，房劳伤精和情志过极，导致下焦肾气不足，痰湿热淤滞，他的代表思想是"阳有余阴不足论"，确立了"滋阴降火"的治则；张从正提出"汗吐下"之祛邪法。

明代是一个相对"稳定固化"的时期，农民被禁锢在土地上；除了官方主持的海洋贸易和探索，其余民间的相关活动都被禁止；北部的长城再次重建、加固和延伸。中国进一步走向"闭锁"的状态，如同人体的三焦阻隔，流通不畅。**"脏腑辨证"**的思想开始流行了，而传统医学的本源渐渐被偏离，更多的医生写下个人的理解和经验，汇编出很多大部头的中医书籍。

到了明末清初，大量的农民起义和暴乱在全国各地发生，代表人物是在西安周围的李自成和攻入四川成都的张献忠。那时候，饥民遍野，生灵涂炭，以"发热"为特点的传染病在各地蔓延。这是"温病学说"产生的背景。

到了清代，女真人统一全国，开始了对文化学术的审查政策，因为文字狱，株连抄家治罪的人不计其数，人们不敢自由地探索和表达。那个时候，中国人的体质和神质也远远不同于汉唐时期的人们。

精神压抑之后，思想变得琐碎而复杂，宋代开始，大部分知识分子终其一生，按照官方指定的注释版本，理解专研"孔子"的经典，力图符合官方的正统观点，以期在科举考试中获得名位，求得衣食具足。

当社会和思想控制过度，会潜移默化地消解个体的思考力和观察力，"神主不明"的后果，会在肉体和能量层面产生大量的郁热、痰湿。

虽然在这个时段，不论文学、艺术，都少了过去传统的"灵动"与"生机"，**"温病学派"**却在这一时期产生，这对传统医学有着意义重大的贡献。代表作有吴鞠通的《温病条辨》《吴鞠通医案》，叶天士的《外感温热篇》《叶天士医案》。"银翘散""桑菊饮"是当时用于温热和湿温类疾病的常用方剂。

时代进入二十世纪早期，民国时代，西学东渐、科学的影响力因为西方的军事、政治和平民生活的巨大优势，为中国人所接受。中西互参、中西共学的思想也进入医学界，代表人物张锡纯，著有《医学衷中参西录》。这是一个新的时代的开始。

所以，可以说：不同的时代呈现不同的"面貌"，从而引发不同的疾病，也因此产生了相应的新的疗愈方式。今天，我们需要学习《伤寒论》或古代医书的理法方药，但不能呆板地"按图索骥""按病开药"。我们需要根据现代人生活、体质、疾病的特点加以调整，但不管是什么样的疾病，主要的原则是始终如一的，也是我们必须牢记的：**"识机""明气与味"，把握每一处方的药势。然后才能够顺应正确的方向，获得良效。**

第三部分

针刺、艾灸、火罐和按摩

第一章

○

针刺在传统中医中的位置

克劳迪那：你曾经说过，在学习中医的早期偏重于方药，那么，你如何看待针灸？在使用方药时，针刺是如何协作配合的？在你的临床中，针刺是否必不可少？

李辛：方药和针刺，其入手的方式不同。方药，是服用后进入人体中焦，布散周身，调整的是整体的气机。医生遣方用药，如同中央政府推行一项政策，贯彻到机体的每一层面和机构中。所以，方药的作用和效果是全方位层层推进的。

当机体的某些层面出现局部的抵抗或阻隔，使得中央政府的政策无法贯彻实施，这时候，会需要一个应急的团队，在特定的区域针对突出的问题，进行"精准式"的作业，这就是针刺所擅长的。通过对病人的"调神""导气"和"交通内外"（自然界和体内的气机），就可以让气机的运行平复如常。

草药利用药物势能，从内部平衡、清理、推动人体的气机运转；针刺直接打开闭阻、导气流通至需要的方向。草药能够促进人体的基本生命功能：阖下焦、温中焦、开上焦、补阳气、行气血、发汗、通便、利尿；针刺在体表打开一个个特定的能量调节的"小开关"，来帮助人体气机 / 神机开阖得当，内外交通，神明气达。

针刺的另一个不可替代的作用是"调神"。效用直接而快捷，令神气清明，气机回复正常，而消除"虚假症状"，而方药是通过某些矿物药、贝甲类、酸味或香味药，以及种子类来"治神"的。

对于"神不清晰"或里气不足的病人，同时伴有多种病理因素，如痰湿、郁火、食积，方药会非常有帮助。而对于"神清"而病在气分的患者，针刺可以作为第一选择，疗效迅捷。

换言之，针刺不仅可以疗疾，更可用于通神明、稳定神气格局，对经络能量系统进行微调，从而提升身心健康水平。方药在"精、血、气"的层面效用良好，针刺更长于在"神与气"的水平调治。

克劳迪那：据调查，人群中有 10% 对针刺反应迅速而效佳，另有 10% 效用不显，剩下的介于两极之间，有什么特别的因素与效果的差异有关？

李辛：《灵枢·通天》把人分为五种不同的类别，前四种指的是此型的负面状态：

- **太阴之人，阴气重，皮肤黑而厚，期待得到而不愿付出，不表达自己的内心感受，压抑，血浊而气涩不行。**这类人的针刺效果会差一些。

- **少阴之人，阴多阳少，容易嫉妒、猜疑，贪心而不知满足，难以有感恩之心。气血容易脱失不守。**这类人适合针刺，但不能耐受强烈的刺激。

- **太阳之人，阳气多，喜欢说大话、炫耀，言行不太考虑别人的感受。**他们开宣太过，阳气易动而阴气内虚，所以适合针刺，但也需要小心，不要过泻其阴，而致危险。

- **少阳之人，阳多于阴，他们喜欢交往，身体常动摇，喜欢吸引别人的注意，自尊心强，敏感而好面子，容易中气不足。**他们对针刺的反应会很灵敏，但也需要小心不能过伤其气。

- **阴阳和平之人，是医生最喜爱的患者，但往往不需要就医。**他们内心安静而顺应自然，过着与世无争的平常生活，会根据环境和时节、自己的身心状态来调整食物、睡眠和运动、性活动。这类人气血调和、容易治疗，所以岐伯在《灵枢·终始》说："平人者不病。"

第二章

○

《黄帝内经》关于针刺的重要原则

克劳迪那： 如果不同的人对针刺的反应不同，那么，《黄帝内经》对医生的内在训练有什么要求？又有什么特别的原则能使疗效更好？

李辛：《素问·宝命全形论》提供了五个重要原则：

"针有悬布天下者五，黔首共余食，莫知之也。**一曰治神，二曰知养身，三曰知毒药为真，四曰制砭石小大，五曰知腑脏血气之诊。**"

"一曰治神"，医生知道如何训练自己的精神，达到感通人我内外、专注、清明。

"二曰知养身"，知道如何训练保养自己的身体。

"三曰知毒药为真"，知道如何鉴别选择合适的药材。

"四曰制砭石小大"，知道如何制作合适的大小和形状的砭石，砭石是刮痧用的石器，早于针具，在这里亦指代针刺。

"五曰知腑脏血气之诊"，知道五脏血气之虚实诊断方法。

克劳迪那： 这样看来，根据《黄帝内经》的观点，一个好的医生需要尽可能地"训练"自己，就像他必须熟悉中医原理一样。这是否意味着，不同"训练"水平的医生在不同的层次工作？

李辛： 是的，这部分非常重要。根据《内经》的原则，可以分为三类不同的针灸水平层次：

第一种，通过四诊，知道何时需要以及如何用针，这是初级新手，在以形治形的水平：能够记住经络穴位的定位和功效，根据病发部位和症状进行基本常规的诊断与治疗；知道如何选用合适的针具和正确的操作手法。

第二种，通过四诊，尤其是脉诊和相对细微的感受，判断气血盛衰和表里内外各部的虚实。这个水平需要更多的经验和技巧。在古代，医生用"三部九候"和"人迎寸口"的脉法，来判断何部虚、何部实。这是在"辨气虚实"的水平，现在能够这样诊断的医生已经不多了。

第三种，知道用神。仅仅依靠五官，是无法把握更多更细微的信息的。完成"内在训练"的医生，在针刺过程中，能够**"以我知彼""以神会气"**，这是一种"直观把握"的能力，超越有形之肉体现象、逻辑思维与经验积累。

《灵枢·九针十二原》有言：**"粗守形，上守神。""粗之闇乎，妙哉！工独有之。"**在"神"这一层次的微妙体验，不是那些粗心的、执着于看得见、摸得着，只关注有形有象的人可以体会的。

所以，我们在初学阶段，从形体层次和不同针具的熟悉入手，根据病情的深浅、部位及表现不同，在形体层面，参考经络穴位和前人经验，按图索骥；渐而借由"持脉有道，虚静为保"的脉学，来学习感受气血的变化，以调其平；更高的成就需要通过静坐等"内在训练"才可能达到，那样的医生可以与病人合一，与自然感通。

由此我们可以理解，为什么医生疗效的差异是如此巨大，即使是用同一个穴位，不同的医生，也会根源于不同的能力，而在不同的水平发挥作用。

要成为一个优秀的针灸师，个人的"内在训练"是非常重要的。练习静坐、按摩（提高对皮脉筋骨和气血的感受力），以及保持规律的运动是必须的。静坐帮助我们的精神稳定，提升敏感度和直觉，从而**"由心而感"**，而不仅仅依赖五官。所有关于患者的精神魂魄、气血开阖、能量格局、情绪情感、病理因素（风、寒、湿、热、受惊、悲伤……）的信息都在那里，等待我们感受，慧然独悟。

这取决于我们的身心有多敏感，神有多清晰，能否接收到。只依靠逻辑思维的医生，是不可能以古代的方式直接获得关于神机、气机、病机、邪正和虚实的信息的，这是传统的"**直观之道**"。

按摩，尤其是内功按摩，训练"**以我之气，调彼之气**"，这一学习和运用的过程，可以帮助医生更细微地感受身体、能量、经络的状态，以及存在何种致病因素，它在多深的层面。（详见"第三部分第六章：按摩与内功按摩"）

克劳迪那：你可以就"直观之道"再深入地解释吗？

李辛：在《素问·宝命全形论》有言："今末世之刺也，虚者实之，满者泄之，此皆众工所共知也。若夫法天则地，随应而动，和之者若响，随之者若影，道无鬼神，独来独往。"

意思是，当代针刺中的补虚泻实，这是大部分的医生都知道的，如能感通，并且依从和遵循天地自然之道，随着时空变化的节律与病者之机顺应而运针，其效如桴鼓相应、如影随形，这样的医术，非关鬼神，唯有道之人能为之。

又言："凡刺之真，必先治神，五脏已定，九候已备，后乃存针，众脉不见，众凶弗闻，外内相得，无以形先，可玩往来，乃施于人。"

这里的重点是"**必先治神**""**众脉不见，众凶弗闻**""**外内相得，无以形先**"。行针的关键，首先要"**治神**"，要忘掉病人的脉象和症状，不听不看周围，于是内外合一，不能拘于形体之象。

克劳迪那：这是否也是一种"识机"的能力？

李辛：是的，《灵枢·九针十二原》的原文是："**粗守关，上守机**，机之动，不离其空，空中之机，清静而微，其来不可逢，其往不可追。"

意思是：普通的医生，关注点在身体的关节和穴位，高明的医生，能够虚静以"守机"，"机"的变化运动，与医患所在的空间、能量、信息场都密切相关，那是一种"安静、清净而细微的感觉"，它的出现无法预测，当它消散时，也无法追踪或强留。

"机"，在古代有"征兆""机会""灵感"的意思，病人的气机在不断的变化中，有着自己的节律与方向，医生能做的是顺应之、扶助之，针灸师的每一次针刺，应该根据当下的神气变化和能量状态而动。

如同下棋，病人的内外虚实和邪正格局就像正在博弈的棋局，我们需要感受整体的形势，然后放入一针，病人的精神-能量系统会立即反应，然后在新的格局中再放入一针，以此类推。

在这个过程中，需要安静、耐心地等待和观察、感受，这就是"识机"。

这也像钓鱼，当鱼儿吞饵的刹那，我们需要立刻反应。或者像打网球或搏击，不能只靠眼睛、耳朵、大脑思维，必须用直觉和当下反应。所以，在上述情况下，必须当下便知，在手挥出、击出之前。

克劳迪那：前面你还谈到，疗效与病人自身是否清晰有关，那么，对于已经达到第三层次的良医，面对不清晰的患者，能否取得明显而快速的效果？

李辛：这里需要考虑两个因素：

第一，病人的"不清晰"在哪个层次？如果只是在神与气的浅表层面，效果是很明显的。如果混乱的状态已深及血分，或邪气播散混杂周身，那需要更多时间来治疗。

第二，医生本人有多"清明"？《黄帝内经》有提到，治疗本质上是医生"以我之神气，调彼之神气"，医生的神气清明水平，决定了他的医术的力量。

第三章

○

针刺的临床实践

克劳迪那：以上原则如何运用在诊疗过程中？

诊断与针刺前的准备：心法

诊断方法：

《素问·宝命全形论》曰："凡刺之真，必先治神，五藏已定，九候已备，后乃存针，众脉不见，众凶弗闻，外内相得，无以形先，可玩往来，乃施于人。"

李辛：在整个诊疗过程中，**首先是"治神"**。医生和病人需要安静、专注。后面也谈到，用针之际，当"如临深渊，手如握虎，神无营于众物"。《灵枢·九针十二原》也有言："神在秋毫，属意病者。""神属勿去，知病存亡。"

而后，**"五脏已定，九候已备，后乃存针"**，评定五脏之虚实，三部九候诊毕，方可用针。

这里指的是医生完成对病人的神色形态、三焦虚实、病机顺逆的诊断，明确治疗的入手处是在神，还是在气；病证是在轻浅的气分，还是更深入的血分。这也决定了当下的入手层次是治神，还是平气，或是破血；以及取阴经还是阳经，躯干还是四肢；上病下治，还是引气归元……

望诊和脉诊的重要性，我们在本书的第一部分有详细讨论。《灵枢·九针十二原》曰："观其色，察其目，知其散复；一其形，听其动静，知其邪正。"这里讲的是"直观之道"：观察其色目，知道神气之散复，散复即开阖。观其形、闻其声，因其动静刚柔，而知邪正之标本、浅深、进退。

于是医生自然知道：这个病人是需要开还是阖，是从阳（身体上部、后背、外侧）引阴（身体下部、胸腹、内侧），还是从阴引阳。

针，只是能量导引的工具，所以叫"留针以致气"。针，放入特定穴位之后，能量自然会流聚而至。得气之后，我们所要做的是专注而安静地等待，神气自然会调和平衡。

以上是《黄帝内经》关于针的教法。我们在"附录二：《黄帝内经·灵枢》选读"中有更多的原文摘录。

针刺前的准备：心法

李辛：接着是"众脉不见，众凶弗闻，外内相得，无以形先，可玩往来，乃施于人"。

"众脉不见，众凶弗闻，外内相得"，前面完成了与病人的交流和诊断，到了用针之际，要忘掉所有关于脉象、症状、辨证的名相与概念，不要被形形色色的症状带走，而要处在医生、患者和环境合一的状态。

"无以形先"，永远不要先入为主，被眼前有形的病人、症状、病名带走。

"可玩往来，乃施于人"，当处于虚静灵明的状态，能玩味神气和邪正的往来散复时，就可以行针了。

故《素问·宝命全形论》曰："经气已至，慎守勿失。深浅在志，远近若一。如临深渊，手如握虎，神无营于众物。"

这就是《黄帝内经》关于针刺的"心法"。

进针与针刺操作：手法

进针

克劳迪那： 你如何确定第一针放在哪里？

李辛： 病人放松地躺在诊床上，医生站在他的旁边，留意他的眼神以及形气神整体的状态，帮助他平静，让病人意识到医生手里的针，这可以收摄其神气。心里已经清楚这次针灸的目的，只是需要进入那一个特别的感通状态："外内相得，以我知彼。"不用力而专注于自己的内心感受，就像融入一首平静的曲子。身心是放松的。这个时候，可以根据自己身体的感受或内心的直觉，放入第一针。

克劳迪那： 换而言之，就像你在前面详细介绍过，这是"识机"的状态，这第一针非常重要吗？

李辛： 是的，"落子便成局"，第一针决定了能量流入的经络和需要引入的层面。

克劳迪那： 然后，会发生什么？

李辛： 第一针刺入后，需要安静地等待，放下思维，感受其带来的变化。当感受到需要加强第一针的效能和方向（开或阖、引气上行或下降、醒神……），于是放入第二针。

每一针放入的过程都是一样的，需要虚己、静候、感受，再出手。直到感觉到前一针带来的能量流动和变化形成相对稳定的格局，出现新的需要解结、疏导、聚合的时候，再决定是否可以继续。

所以《灵枢·九针十二原》曰："刺之微，在速迟。粗守关，上守机，机之动，不离其空，**空中之机，清静而微，其来不可逢，其往不可追。知机之道者，不可挂以发；不知机道，扣之不发。**"

又言："刺之要，气至而有效，**效之信，若风之吹云，明乎若见苍天。**刺之道毕矣。"

针刺时的感受是非常丰富的，除了当下病人的神色清浊明暗、气之散复盈缩等变化，还会呈现出手下针感的不同，医者身体、经络穴位的感受变化；并带来精神空间感、明晰度、内心情感、情绪、头脑的清晰度、念头的变化，乃至所在环境空间的色、味、明暗、松紧等各种细微难测的变化。这些都是"得气"反应的一部分。

如果以上感受完全没有，病人自觉也没有什么变化，说明没有"得气"，所以，每次用多少针，取决于是否得气，以及病人"神气格局"是否完成调整。所以该篇有言："刺之而气不至，无问其数；刺之而气至，乃去之，勿复针。"

当我们觉得当下的针刺已经帮助病人达到了相对稳定的新的"神气"格局，就可以留针 45 分钟左右，让病人安心静卧在不受打扰的房间里，光线调暗，针会帮助他与天地间的正气联通，疗愈的力量会继续保持。

克劳迪那：你如何决定进针的深度呢？

李辛：《灵枢·终始第九》有言："春气在毛，夏气在皮肤，秋气在分肉，冬气在筋骨。刺此病者，各以其时为齐。故刺肥人者，以秋冬之齐，刺瘦人者，以春夏之齐。"

针刺的深度，首先要根据病人的能量状态决定，春夏气在皮毛，当浅刺，秋冬气在分肉与筋骨，可深刺。所以肥胖者，气在内，当深刺；瘦人，气在外，可浅刺。以上是深浅的基本原则，还需因人而异，来决定最终的目的是什么。同样是深刺，对于有的人是泻（瘦而里气虚者，敏感、怕针者），对于有的人则是补（胖而里气虚）。

又说："病痛者阴也，痛而以手按之不得者，阴也，深刺之。病在上者，阳也。病在下者，阴也。痒者阳也，浅刺之。"

说明根据病的深度和阴阳决定深度。病在阴，可深刺（病"痛"、病在下）；病在阳，浅刺（在上、痒症）。

《灵枢·九针十二原》曰："夫气之在脉也，邪气在上，浊气在中，清气在下。故针陷脉则邪气出，针中脉则浊气出，针太深则邪气反沉，病益。"

这是关于经脉中邪气所在层次的提示：邪气在上，浊气在中，清气在下。所以浅刺可去邪气，中取浊气出，如针刺过深，邪气反引而入里，病会加重。

所以针刺的深度取决于我们的治疗目的。

在任何时候，根据得气的感觉来定深浅，"针下沉紧"是得气的信号之一。

克劳迪那： 在很多工具书里，都有关于穴位的详细定位，以及建议的针刺深度，这是基于解剖和安全操作的考虑吗？

李辛： 是的，对于初学者，首先是安全操作。之后，可以在实践中提高。实践得越多，就越容易体会到，我们所需要确定的并不是某个穴位的标准定位，而是发现邪气所聚之处、真气所阻之处，或能量系统虚实格局的卡点，我们所要寻找的，是当下可以平衡能量系统的入手之处。

这在传统，称之为"活穴"，是动态变化的；书本描述的全身穴位地图，谓之"死穴"，固定不移之意。

在针刺的过程中，有时候会感觉当下的进针方向并不合适，可以微微退出，但保持针尖在皮肤之内，随后转向需要的方向。

以上的内容，在书本上无法讨论太多，但会在实践中随着我们的感受力、专注力和细腻度的提高而熟悉。

克劳迪那：从西方的解剖学研究角度看，穴位往往处于皮肤或肌肉中，这些特定部位里的神经、小血管非常丰富。它们能够传导能量，而且通过神经系统，回应刺激的反应强而有力，这是对"穴位"的现代理解吗？你是如何定义穴位的？

李辛：《灵枢·九针十二原》曰："节之交，三百六十五会。知其要者，一言而终，不知其要，流散无穷。所言节者，神气之所游行出入也，非皮肉筋骨也。"

所谓穴位，非皮肉筋骨也，是神气"游行出入"的地方。这是一个更加动态化的观点，也是所谓的"活穴"。

针刺感应：得气

克劳迪那：我想再回到"得气"的讨论，当你针刺到了合适的位置，感受到"针下沉紧"就是"得气"吗？

李辛：其实，我们还会有更多的感受和体验：

1. 病人感觉好转。

2. 病人针刺处有酸、麻、胀、重的感觉，或沿经脉有传导感。

3. 医生感觉手下的针被包裹吸提的感觉，即"针下沉紧"。

4. 医生感受到病人的能量正在变化、流动、增加或减少。

5. 医生感觉到病人的"神"更清晰或稳定。

6. 医生感觉到自己的"神"更清晰或稳定。

7. 医生感觉到当下的空间更明亮、清晰或稳定。

在现代的教科书，第1～3条有很多讨论，我们需要训练自己能够逐渐体会到第4～7条的感受。

克劳迪那：你列出的第1～3条，即是我所知道的"得气"。现在我明白了：只是询问病人是否得气是不够的，医生对"气感"的把握才是有效治疗的基础。

李辛：的确，在实际操作中，有各种不同的"气感"可以体会到。比如：通常情况下，如果病人体内有寒，针刺时，医生常常会在针柄上方10～50厘米左右，感受到有微微的寒凉，敏感的病人也会感觉到手脚末梢有寒气排出。这是一个好现象，说明体内积滞的寒邪开始移动排出体外了。

进针时，有时刚刚刺入皮肤会有较强的刺痛感，不要急着快速通过，这提示该层次可能有寒邪闭阻，可以留针，过一会儿再深入，或改用艾灸。

现代教科书所说的得气效应，主要依赖于病人的感受，于是医生在针刺时就不得不反复询问："酸不酸、重不重？胀不胀、麻不麻？气到哪里了？"这些是必要的，但不是最根本的。最重要的，还是医生自己能观察和感受到的。

我们回到前面所说的:**"刺之要, 气至而有效, 效之信, 若风之吹云, 明乎若见苍天。"** 这里 "风吹云, 明若见天" 的明朗感受, 并非文学性比喻, 而是真实的精神层面的感受。

所以《灵枢·终始》有言:"凡刺之道, 气调而止, 补阴泻阳, 音气益彰, 耳目聪明。反此者, 血气不行。"

所以, 气调之后, 声音和气色当下会有变化, 很多时候, 灵敏的病人和医生都会有耳目聪明、眼前一亮的感觉。如果没有, 说明气血还没有运转起来。

手法

克劳迪那: 进针后, 你如何运针? 在整个针刺过程中, 手法重要吗?

李辛: 针刺手法, 就我所知, 是在宋以后丰富起来的, 出现了名目繁多的种种手法。这里 "手法" 的定义是: 在特定穴位上进针后的各种针刺动作。

在《黄帝内经》, 手法也有所提及, 但在整部书中并非重点内容。如果我们把《内经》中关于针刺的方法总结一下, 可以归纳为五种:

1.针法: 不同的针具。《灵枢·九针十二原》中述有九种针具:"九针之名, 各不同形。一曰镵针, 长一寸六分; 二曰员针, 长一寸六分; 三曰鍉针, 长三寸半; 四曰锋针, 长一寸六分; 五曰铍针, 长四寸, 广二分半; 六曰员利针, 长一寸六分; 七曰毫针, 长三寸六分; 八曰长针, 长七寸; 九曰大针, 长四寸。"

2. 穴法：不同的穴位配伍使用。比如，"五脏有疾，当取之十二原""荥输治外经，合治内府"。

3. 刺法：《素问·刺要论》曰："病有浮沉，刺有浅深，各至其理，无过其道。"不同层次的病情，针刺法不同。《灵枢·官针》指出，因皮、脉、肉、筋、骨五体的不同，而有刺皮、刺脉、刺肉、刺筋、刺骨的方法。

4. 手法：如提插、捻转、迎随、开阖等不同操作手法。

5. 心法：以内应外、以我知彼、以我之神气调彼之神气，以心为法，非思维、经验之逻辑推理所得。

建议现代针灸学人应留意"心法"。"手为心之外延，针乃手之外延"，所以"手法""刺法"，都源于心之所感知而外应于手；"穴法""针法"的选择，亦无外自心所知。

所以医者的"治神""内在训练"是基础。《素问·汤液醪醴论》曰："针石，道也。精神不进，志意不治，故病不可愈。"

宋代医家汪机，有感于当时的针术过度执于"手法"与"穴法"，著有《针灸问对》，指出"但《素》《难》所论针灸，必须察脉以审其病之在经在络，又须候气以察其邪之已至、未来"。反对"医者不究病因、不察传变，惟守某穴主某病之说"。批评那些"徒执孔穴""按谱施治"的医生为"按图索骥"。

汪氏还指出《金针赋》所云之"针刺十四法"以及"青龙摆尾""白虎摇头""苍龟探穴""赤凤迎源""龙虎交战"等一系列针法，是巧立名目。他说："考其针法，合理者少，悖理者多，错杂紊乱，繁冗重复。"

然而，现代针术依然存在着普遍的只知"针法、穴法、刺法、手法"，而忽略"心法"与基础的"诊法"（三部九候，人迎寸口，察色按脉，先别阴阳）的现象。

克劳迪那： 临床常用的针刺补泻手法中，其中"心法"与"手法"的关系，你是如何看的？

李辛：《灵枢·九针十二原》有言："徐而疾则实，疾而徐则虚。"意思是手法缓入而疾出，则补；疾入而缓出，则泻。即现代教科书里的"徐疾补泻"。

但后面紧接着又强调了医者的意愿与直观感受，在补泻过程中的作用："言实与虚，若有若无，察后与先，若存若亡，为虚与实，若得若失。"

虚与实的变化，若有若无，气之来去，若存若亡，非眼耳可测，但经过训练的医生可以以心"直观把握"。依靠直觉，医生可以感受到穴位之中、身体内外的"气之来去"。凭着医生自己的"意愿"，他们可以加强或者减弱"气之进出开阖"。这就是心法（详见"附录二：《黄帝内经·灵枢》选读"）。所以，手法的实施，不仅要依据穴法、刺法和针法，更离不开熟练的"心法"。

需要注意，补泻的应用，病人的基本状态是决定性的，病人本来是虚还是实，决定了补泻效应的发生。

克劳迪那： 你是否同意，每一个医生，即使是新手，也在"本能"地运用心法？

李辛： 是的，我们每个人都有本来的直觉，但常常被头脑控制或迷惑。我们的心智活动有两套系统：由社会、文化、教育所载入的头脑思维，以及先天的直觉和慧力。每个人都可以更好地发挥"直观之力"，而且可以通过静坐、传统功法、内功按摩和艾灸来训练发展。

对于新手，运用"直观之力"有时候会更容易，因为他们还没有被多年的逻辑思考和日渐堆积的理论知识所束缚。这也是为什么初学者常常会有出乎意料的特别好的疗效，我们称之为"新手的运气"。但年轻人也会有生活经验的不足，也缺乏老医生对人的深刻理解。

所有不同层次的实践都能够发挥作用，但要记住《内经》的观点：随着我们对"心法"的认识深入，能更多地明白"针"的背后到底是什么 —— 是手还是心，是教条、经验，还是纯粹的意愿、自然的力量。

针刺策略和穴位功效：刺法和穴法

克劳迪那：我们已经讨论了手法（进针和运针）、心法（用心之道）。那么刺法和穴法呢？临床中，你是否会遵循某些特定的用穴原则，比如经典的原络配穴、背俞穴、募穴、五腧穴、母子配穴、八脉交会穴、远近端取穴？

李辛：这些方法我曾经使用过，现在，我不再只是按照这些原则来治疗。如前所述，我的针灸方式，并不是基于某些特定配穴所预计的功效，而在于根据当下所感受到的患者能量格局，引导能量的流动，进行相应的调整。

我相信，也确实见过很好的针灸医生，他们能够把穴法、针法和心法融会贯通，效速而显。我自己在"穴法"部分的经验有限，还需要更多的学习和探索实践。

《伤寒论》的观点是太阳、太阴为开，阳明、少阴为阖，少阳、厥阴为枢。对于内部能量过多而表气不畅，需要开而引气外达时，我会取太阳经的穴位，比如攒竹、昆仑；在神气上浮或外散，需要阖时，我会取少阴肾经的穴位，比如太溪、涌泉；在表里不畅，里气不足以外达，亦阖运不足，所致三焦开阖不利时，我会取少阳经的穴位，如：绝骨、外关。以上原则是我在临床中常常运用的。

克劳迪那： 可以给我们提供一个临床案例吗？

李辛： 一位 45 岁中年女性，面神经麻痹两天。她是一位工作繁忙而努力的管理人员，当时是下午三点半，她拖着一个行李箱来到诊室，准备治疗结束后直接去机场。

患者睡眠很差，话多，语速快，面色浮红，右侧面部水肿。脉浮而速，舌苔厚腻。这是风火之象。她脑袋里的"思虑之火"过于猛烈了，需要降下、阖收于内。

我先取了印堂以泻其过盛之"思虑之火"，静神。然后是太冲、太溪、足三里，目的是引气下行而阖收于内，这样也有助于正气归位，而邪气自散。留针 20 分钟后，脉转平和，患者自觉安静下来了，面色浮红是个假象，原因是气不归元，虚火上逆。

我接着取合谷、大椎、风市、颧髎以开，能感觉到针下有寒气和热气散出（此内有寒，亦有因气机郁滞而化热）。留针 20 分钟后，她感觉面部放松了，热的感觉也消失了。右侧面部的面神经麻痹症状好转了 80%。于是她去赶飞机了。

这个案例的治疗原则，首先是阖收、降下，然后是开、泻邪。取穴的原则，不是根据穴位主治或经络循行，或因面神经麻痹的病名，或根据她的症状进行辨证分型式的诊断治疗；一切都因于当下患者的能量格局、邪正分布，以及每一针之后，表里内外能量的变化，这就是"识机"。

克劳迪那： 那么，根据你的经验，是否有一些常用的穴位，用来调节能量方向？

李辛： 是的，会有一些经验穴。但是，下面将要介绍的穴位，我更多地是关注它们在调整能量流动方向中的作用，而不是通常教材所说的在脏腑或身体层面（皮、肉、筋骨）的功效。

比如，在临床中发现，中脘、关元、命门、肾俞是很好的"阖收"能量的穴位。另外，所有的募穴都有阖收而将能量引入内部的作用；背俞穴在"虚证"有补的作用；而在内有"实证"的时候，取背俞穴有开通、流通的作用。对于深层淤滞，可以用任脉、督脉和华佗夹脊穴。

阴经的穴位，可以帮助血分和五脏的能量下行而流通，比如：公孙、三阴交、内关；阳经的穴位，可以帮助里气外达而流通，比如：足三里、外关、阳陵泉或曲池。

四肢膝肘以下的穴位，多偏于"开"。太溪，既有从中间到四末的"开"，更有自上而下的"阖"的力量。

位于手足的穴位，有助于开通整个经脉及相应脏腑；前臂和小腿的穴位，有助于里气外达，也能助邪外出（如：外关、丘墟、内关、太冲）。

这些穴位可以互相合作，比如，如果发现足三里处的阳经能量丰盛，但并未阻塞（无压痛），而三阴交所处的阴经能量不足，我会直接针三阴交，能量自然会由阳入阴；如果足三里处疼痛，我会先针此穴，目的是在引入三阴交之前，先打开阳的闭阻。

克劳迪那： 能不能提供一些有特定作用的穴位，或者在你跟随老师学习和临床观察中，发现的比较特别的使用思路？

李辛：

- 上星和印堂：可以祛除头脑过用而在局部堆积的多余能量。

- 百会：接通天气，引气下行（失眠、压力过大），阖收精神、增加能量。

- 太冲：适合血分疾患，开、泄。

- 太冲、合谷：开四关，通行表里。

- 合谷：通一身之表（卫气所布）。通行大肠之气，势如大腹皮、厚朴。

- 太溪：阖补，聚气下行。

- 三阴交：用于精气不足，通阴分，降下。引阳入阴。

- 列缺：引气内行，联通人体下部。

- 申脉：开阳跷脉，类似麻黄汤的力量；如果内部有足够的能量，此穴开通之力快速而作用广泛。

- 攒竹：开通之力类似申脉，但使用攒竹，应确认能量已有下行之势，上部多余的能量才可因此下行。

- 大椎：是一个"节"或"结"穴，助阳气外出，用于经络闭塞不通。其他"节"穴有：天柱、风府、风池、足三里、公孙、合谷。

- 膻中：用于情绪情感郁闭，或容易受惊。

- 天突：气结于肺与咽喉。

- 内关：开胸畅气，胸中有郁阻而两臂不足，将多余的能量引导布散至手臂及周身。

- 阴陵泉：五脏之气闭于内，可引而外出，下行至足，尤其当用太冲、公孙效不显时。

• 筑宾：通利深层血分，引而外出下行，用于严重的下焦淤滞。

克劳迪那：所有这些示例，都回到了"开表、开里、阖中、阖下焦、引气下行或上行、从阳引阴、从阴引阳……"，而不是针对特定的症状或疾病证型。

我想起在北京学过的教科书 *Essentials of Traditional Acupuncture*（《中国针灸学概要》）里对"太冲"穴的描述："柔肝，增加气血循环，泻肝阳和肝火；主治范围：子宫出血，疝气，遗尿，脚踝中前部疼痛，忧郁症，小儿惊厥，癫痫，头痛，眩晕，失眠。"

实际上，如果从能量格局的角度来看，只要记得"开通经络而下行气血（足部），作用于血分，泻除多余能量而定神"，就涵括了上面现代教科书所示例的所有生理心理紊乱与疾病。

李辛：是的。打个比方，医生就像一个城市交通网络的管理者，在他面前，是整个城市所有大小经络通行状态和流量的实时现况。他必须具备整体观念，关注整个系统和主要渠道的变化。如果医生没有这样的整体视角，而以某个局部路口交通警察的认识来管理全城的运输系统，情况很难改善，而且可能会更差。

用针取穴，就像在关键性的枢纽和路口派遣交警，必须留意整个大屏幕，对当下时段的交通流量和压力分布有全面的认识，然后在关键路口放下第一位"交警"，以引导车流方向和流量，然后观察由此带来的整体流量和各部趋势的变化，由此而配置下一位"交警"。

当关键性的枢纽得到交警的引导，整个局势开始变化，交通阻塞就会自然解除。

克劳迪那：在你的针刺调整思路中，有用到"五行"或"奇经八脉"吗？

李辛：在和你讨论之前，我还没有用过"奇经八脉"的思路，那时候你告诉我，八脉交会穴很有效，尤其是在处理复杂情况时。从 2005 年 4 月起，我开始使用八脉交会穴。

我对它们疗效的体会是：申脉—后溪，可以开人体气分；照海—列缺，向内阖收并平衡阴的能量，交通人体上部与下部；公孙—内关，开深层阴分，引湿浊瘀血外排；足临泣—外关，平衡阳气，接通人体上部与下部阳气，就像打开大门。

五行理论是传统中医的一个重要内容，从宋代开始，根据《黄帝内经》的"运气理论"统合五行、五方、五时、五色、五味的治疗思路开始流行。"子午流注"针法在现代依然发挥着作用。

我认为基于时间和空间的"五运六气"理论是非常重要的，它提供了关于个体先天体质的基础格局。宇宙、星空、天地就像一个巨大的工厂，地球上的万物和人类是其产物，不同的时间节点出生的个体，就像不同批次的产品，自然有其先天的五行和六气的盛衰差别，参考它的提示，能够让我们了解人体先天的气血格局受当下大背景的动态变化而相应发生的变化。

我个人的针刺方式，像城市交通管理者，是基于当下对患者阴阳气血的流通和分布状态的感受，以及经脉与络脉的通畅 / 阻塞情况，进行即时的调整。

克劳迪那：事实上，我想引用来自 Cornelius Celsus 基金会的雅克·皮亚鲁先生在 *Guide of Acupuncture and Moxibustion*（中文简体

版《古典针灸入门》于 2010 年出版）一书中极出色的能量传输示意图。首先，我们可以把注意力放在上游部分的能量流，以调整阴阳：支持四种能量（元气、精气、谷气、清气），以提升真气；通过三焦，以理解气机，在合适的时机开通三焦，以支持气机良好运转；接着，可以通过外围的经脉和络脉，协助气的循环，保持阴阳平衡。然后，可以把注意力放在能量的下游部分：

或在中部的三角区域，奇经八脉接受由三焦生成的真气，分配到经脉、络脉和脏腑。在这一层面，我们可以直接作用于气血、阴阳的"水库"，根据内外阴阳能量的分布，来开阖能量的"阀门"。这正好和你刚才谈到的使用八脉交会穴的感觉一样。

或者我们也可以调整外围的能量使用层面。可以从真气的两个不同使用方式进行：

根据四季的变化，调整人体内部（里）：依照十个脏腑的功能，两两配成地"五行"（雅克·皮亚鲁先生称之为"气的内部使用"）。"子午流注"可能就是在这一层次发挥作用。

根据每天二十四小时的变化，来调整"表"：十二经脉（包括心包经和三焦经）与"天六气"（寒、火、燥、风、湿、暑）相应。（雅克·皮亚鲁先生称之为"气的外部使用"）。这一与"天六气"相应的十二经脉的调整方式，与《伤寒论》中描述的六个防御层次是一致的。（参见图五）

李辛：真的是殊途同归！如果只从一个角度来看，我们可能会认为某疗法（调五行、调八脉、调阴阳）是独一无二的，且独立于其他疗法。而从整体来看，人体的能量系统涵盖了每一个不同的角度。我们是根据所需要的入手处，选择合适的疗法：基本资源要素、三焦能量的流通、能量的输布分配

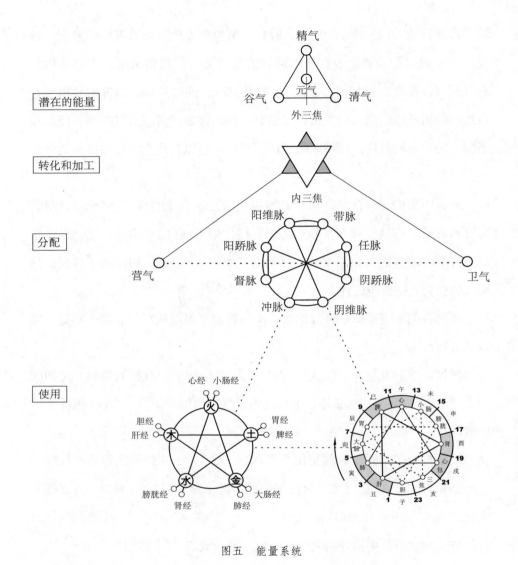

图五　能量系统

中心（奇经八脉），以及根据季节和时辰变化的外围的系统。

　　从雅克爷爷的能量图来看，我的治疗思路主要是在能量的上游部分——形气神，三焦和外周的使用部分。这也让我明白了自己过去缺乏的是在奇经八脉和五行部分的视角。

克劳迪那：方药使用领域的《伤寒论》《温病条辨》和"三焦虚实开阖"理论，能否适用于针灸治疗？

李辛：《伤寒论》是可以指导方药和针灸的，因为张仲景先生是针药并用的，他的诊断和治疗思路，是基于"气机"及其表里内外的转化输布。同样，《温病条辨》和"三焦虚实开阖"理论，也都是立足于人体正气，判断邪正斗争之进退顺逆。这样的思路是可以同时用于药物、针灸，乃至按摩、刮痧等物理疗法。

但是，近代流行的"脏腑辨证"，多是在宋以后发展起来的，而且更多是用于中药的治疗，然而这种看似"清晰且易于学习"的按病症施治的思路很快也进入了针灸领域，针灸处方大行其道，一个个穴位按其主治功效，像方剂学一样归纳罗列于"肝胆湿热、脾胃虚寒……"类辨证结果之下，常常给针灸的深入学习带来很多困惑。

本草和针刺的调治方式是不同的，本草是借用药物的偏性（气味、阴阳、升降、浮沉），以药势的开阖补泻、动静走守、寒热清浊来调整人体形气神的偏力，在病机、辨证和不同邪气的处理上，本草发展得很深入。而针刺，是依靠施术者对患者形气神的感受力，自身形神气的稳定、清明和接通力，在人体不同层次的调节阀门（穴位）进行开阖引导的能量调整。所以，针刺在人体资源调配、气机开阖升降、神机的"清、定、明、通"领域的发展更为深入精微。

如果我们非常熟悉《黄帝内经》，就会明白，最好不要用使用近代流行的方药的辨证体系来指导针灸。比如脏腑辨证、六淫辨证、卫气营血辨证。

下面推荐的是对我个人针灸学习有帮助的入门书：《黄帝内经》，晋代皇甫谧的《针灸甲乙经》，宋代汪机的《针灸问对》，宋代窦材的《扁鹊心书》，明代的《针灸大成》，近代彭静山、费久治的《针灸秘验》，周楣声的《灸绳》，朱明清《朱氏头皮针》，陆锦川《九灵针经》。

世间的一切只是不同形式的能量所化，方药之用，在于借药石之神气，以调其失常，针刺之道，则是以医者之神气，以达天地之正气，以复其平常。在这个意义上，针，只是一个连接途径。

临床案例

克劳迪那：在西方的针灸实践中，急慢性疼痛患者超过 50%。对于痛证，你是如何入手的？

李辛：疼痛的原因，发生在不同的层次，我们可以通过以下问题来澄清。

1. 是否有邪气？在气分还是在血分？在内部脏腑还是在外部四肢？在皮表还是在肌肉层？

2. 患者是虚还是实？通常，并没有特定的邪气导致疼痛，或者邪气的存在并非主要致痛原因，真正的原因是能量的不平衡，使得身体某处实，而另一处虚。

3. 疼痛是单纯、局部的，还是整体失调后的结果？如果属于后者，多与其他经络和脏腑有关，病情更为复杂。

4. 患者的神是否稳定？如果神不定，疼痛可能是个假象，或者被过度夸大了。

克劳迪那： 能否提供一些痛症的案例？

李辛： 下面会提供几个急慢性痛症的例子。

慢性疼痛案例：风湿性多肌痛

2003 年 6 月，一位西方女性来诊，她患有风湿性多肌痛三年，在腰部、肩背部和臀部有疼痛、僵硬感，疲劳或睡不好的时候加重。

患者年过五十，身形瘦高，食欲不佳，大便不规律。脉象微弱而数，舌质红、舌体瘦小。双侧小腿湿疹 15 年。

这是一个明显的精虚有热的患者，疼痛是因为下焦虚而失于濡养。于是，在前两个月的治疗中，我用甘酸、凉的药物滋养精气，比如：女贞子、墨旱草、肉苁蓉、生杜仲等，汤药的剂量小，味道柔和；因为她的胃气也不足，还加入了人参、白术、茯苓以健中补气，以及白茅根、荷叶、车前草以清利郁热。

这样的精虚体质，药物调理是必须的，因为没有足够的能量来调整引导。《灵枢·邪气脏腑病形》有言：**"气血阴阳俱不足，勿取以针，而调以甘药者是也。"** 这里的甘药，指相对柔缓的、温和的，具有一些补益作用的药。

同时，配合针刺关元、中脘、肾俞、太溪、太冲，以阖降补益阴气。两个月后，疼痛减轻，睡眠和食欲大为改善。

第二阶段，因其胃气提升，增加了补益精气的药物：黄芪、何首乌、生地黄、莲子、山药。味道较前方味厚，盖其中气可运化之。

针刺的穴位与第一阶段相近，这次增加了"开"的穴位以调治郁热和湿疹：丘墟、足三里、阴陵泉及足背部的阿是穴，这里是湿疹的区域。经过治疗，她的疼痛基本消失，体重也增加了。

在治疗的前六个月，她每周来两次，随后的一年，因为有很多旅行，她每周来一次。在后面半年的治疗里，她每隔1～2个月来看一次，并以中成药按需调理：参苓白术丸、补中益气丸、金匮肾气丸、知柏地黄丸。

患者自述，因为提前停经，已经用激素补充疗法十年。如果停用雌激素，立刻会有浮热、烦躁，皮肤问题加重。

在中医治疗六个月后，她停用了雌激素，至今已有三年，并无过去的停药反应。右腿的湿疹已完全消失，左侧湿疹范围也大大缩小。她的疼痛已经彻底消失，近六个月也没有接受任何治疗。

急性疼痛案例：头痛

2004年，我接诊了一位左后枕部头痛的中年日本男性，他做过CT、MRI，未见异常。已经服用止痛药三日，服用时每次仅减缓2～3小时，然后疼痛如前。自诉痛如刀割，无法正常工作或睡眠。脉象细弱，口渴，自觉头部发热，舌红苔少，提示精血亏虚。该患者是联合国官员，工作繁忙，有大量的长途飞行和会议。

这则案例，病机与前一个类似，处方思路亦同前，以甘酸、凉之品滋养精气，另加入贝壳和矿物，以潜阳入阴，清泻虚火：生石决明、生牡蛎、生石膏。

针刺：
开：风池，清泄头部之郁热。
阖：太溪、太冲、关元、肾俞，以阖降上浮之气。

第一次治疗非常成功，他的头痛立刻减轻了。在后续两个月的治疗中，我的同事刘杰医师，还为他进行了经筋和肌肉的调整，最后患者彻底痊愈了。这次看病的经验，使得他对中医信任满满。此后几年，他每隔1～2个月都会来做针灸，作为日常健康维护。

急性疼痛案例：腰痛

急性腰疼在门诊中很常见，针刺效果很好。如果是虚证，可用局部穴位以阖收其气，比如：命门、肾俞、气海、关元。

如果是实证，选用攒竹、申脉、后溪、人中、承山、委中是常用的思路。在行针得气时，令病者缓慢地做转腰、前倾、后仰等平时因为疼痛受限不敢或不能做的动作，是取得即时疗效的有效方法。

对于委中和承山两穴，可令病者坐在方凳上，刺入穴位得气后，再做前述的动作。这个姿势比俯卧位方便。承山穴也可用于慢性腰痛的治疗，大多数病者此穴有不足之象。

急性腰痛并非都是肌肉或软组织的问题，一部分可能只是气的阻塞。此类情况，不一定有明显的虚实或病邪的原因，只是经脉流通受阻。

曾有一男性，急性腰痛一周来诊，自诉不是第一次发生，但找不出原因，本次疼痛特别严重。这是一个强壮而内心有力的人，面色略红，气血非常旺盛。我取了双侧太冲，疗效很好。太冲很适合"开"，这是一个典型的经络气阻的案例。

慢性疼痛案例：肩周炎

慢性肩周炎常见于五十岁前后的中年人。1993年，我在医院做实习生时，一位中年人来求助，他肩周疼痛、活动不利已经四个月，经过针刺、放血、拔火罐、电针等各种治疗，局部略有红肿，皮下隐隐遍布针刺和火罐的痕迹。

依据《灵枢·根结》的思路，以及肩部痛点的循行路线，我用的是手阳明经的合谷-迎香，手少阳的中渚-丝竹空，和手太阳的后溪-听宫。

进针得气后，每组穴位同时运针，并令患者慢慢地转肩、转头，做原来无法做的动作，逐渐加大幅度。

这套针法对于肩周炎的效果非常显著，当时，在半年的针灸门诊实习中，至少治愈了20多例慢性肩周炎。最后，我和另一位同学合作完成了一份关于以"根结取穴法"治疗肩周炎的论文。

急性疼痛案例：脚踝扭伤

1994年我在一所卫生学校工作时，治疗了一些因为打篮球、排球而急性踝关节扭伤的男孩，大部分都是足外侧扭伤（胆经）。治疗思路如下：

风池，针刺入得气后，让患者缓慢地转动足踝部，这能够很快地消除肿胀和疼痛。侠溪或丘墟，得气后，与风池穴双手同时捻针。如效果不明显，可用阳陵泉和风池同时捻针，患者配合转动脚踝。

如内侧脚踝扭伤，我通常会用阴陵泉配合足部穴位，如内庭、太冲等，同时捻针。

如局部肿胀严重，可取另一下肢足部相应部位，属于《黄帝内经》的

"缪刺"法。

对于这些年轻的患者，因其神气清明，气血饱满，通达其经络就足以取效了。他们的能量系统多是均衡的。

克劳迪那：在西方，另一个关注的项目是体重管理，你对此有何看法？是否有特别的办法？

李辛：从中医角度，过重可以分为两型：能量过盛的实性肥胖，和能量不足的虚性肥胖。第一类原因比较单纯，需要运动以及节制饮食。第二类的原因相对复杂一些。许多中年妇女体重增加、体形失控是因为能量过虚而阖收不及。于是，她们的形体开始松弛，就像松垮的气球。能量不足会导致三焦和经络的流通缓滞，导致风寒湿的停滞和水肿。

治疗的原则不是用泻法（通便、发汗、利小便）来消除所谓的"多余代谢产物"，而是用补法，增加中气和元气，提升阳气，这样就能够把停滞的寒湿水浊排出。

我们可以用任脉和督脉的穴位 —— 艾灸命门、肾俞、关元、气海、中脘以阖；然后，针刺足三里、外关以开。常用的药物思路为：菟丝子、淫羊藿、泽泻、柴胡、苍术，以阖收下焦、温行阳气、通泄水湿、温运中焦。

现代针刺技术

克劳迪那：在我们结束这一关于针刺的章节前，我想听听你对电针、耳针等现代针刺技术的看法，我从未见你用过这些方法。

李辛：大学时，我听过"耳针学会"的讲座，并尝试过在自己耳朵上贴王不留行籽。我从未用过耳针，因为"反射疗法"里，缺乏对"气"的关注。但我知道它会产生一定的效果。你对此有什么经验？

克劳迪娜：我曾经有机会参与了法国耳穴治疗的先驱者——Dr. Nogier 在该领域的研究工作。我也经常用耳穴疗法，根据其反射点用于特定的病症，我发现非常有效：脚踝扭伤、颈部或背部的特定区域的疼痛、呕吐（用胃点），甚至用来减肥和戒烟，只要患者的意志力充足而且能遵守生活习惯的调整。这是一种治疗范围广泛的系统而有效的方法，有时候会有奇效！

Dr. Nogie 后来使用耳 - 心反射作为诊断工具并基于耳部不同的频率发展出了一套更精细的治疗方法。Dr. Nogier 称之为"耳医学"：它非常复杂，其自身成为一个完整的学科，能够处理许多问题，并恢复机体能量系统的和谐状态。因而，它超越了"对症治疗"。（读者可以在书末的"参考书目"里找到相关资料。）*

标注：

当我们在 2013 年开始编写本书时（英文版），没有意识到由俄罗斯科学家研发的生物共振技术的存在。他们创造了如 physioscan、metatron 等仪器，能够检测到个体细胞、器官和精神层面的能量循环状态，并相应地"重新编程"。这项技术在法国主流医疗系统中并不广为人知，但在俄罗斯和许多其他欧洲国家已经被大量使用。这是一个巨大的开放，在一个完整的医疗卫生系统内朝着充满活力的方向发展。（此段为 2021 年本书第二作者克劳迪娜在法文版《回到本源》中新加入的内容。）

李辛：电针疗法在中国广泛使用，并有许多关于电刺激频率和强度的研究，我相信低强度刺激相对而言具有舒缓、补益和强化的作用，而高强度刺激趋于泻和消。如果刺激强度过大、使用时间过长，会干扰损害人体自然的能量系统。

克劳迪那：高频刺激（50～100 赫兹）作用于脊髓或脊柱节段水平（根据 Melzack 和 Wall 的疼痛闸门控制理论），低频刺激（2～4 赫兹）作用于大脑，能更长期有效地激发"弥漫性伤害抑制性控制（DNIC）机制"，促进内啡肽和多种神经介质生成。但如果刺激强度过高，会引发疼痛，刺激过久，会在脑部产生对抗内啡肽的物质。

目前，大多数电刺激技术都会综合这两类不同的刺激频率，因而在治疗疼痛领域有良好效果，尤其是在慢性疼痛、神经痛、术前及术后痛，以及用于海洛因成瘾症状。这是一项很棒的技术，相比较容易疲劳的手工操作所需要的力量、速度、持续性，电针也能取得相近的疗效。

李辛：我曾经设想过，如果能超越目前单一的电刺激输入手段，运用科学技术检测每一个体的"个人频率"，面对失调的能量系统，我们只要再输入他的带有健康信息的"个人基本频率"，就可以让失常的能量回复正常。同样地，音乐应成为可选择的频率调节方式之一。

克劳迪那：我相信这个想法并不遥远。也许比我们所知道的已经发展得更好了，尤其是音乐的作用。"音乐疗法"利用不同音乐的频率，已经用于治疗各类身心失调问题。在法国，Dr. Tomatis 尽其一生在该领域研究探索，他发现了一种简单的测量方法来获取"个人频率"，然后用一个简单的装置"再输入"给病人，这将是革命性的。

第四章

○

艾灸

克劳迪那：我在北京学过的教科书 *Essentials of Traditional Acupuncture*（《中国针灸学概要》）里说："艾灸有温热和通经化滞的效应，可以祛除风湿，促进脏器的正常功能。"你对于艾灸有什么经验？

李辛：艾灸的主要效应是"温补""阖"。艾灸不是直接来驱寒，而是因为寒邪因虚而入，停留不去。所以，灸后正气复而邪气自出。艾灸在古代也常常用于局部热证，比如：对于蜂窝组织炎（痈疮），可以隔大蒜片，直接灸局部，以助邪气"聚合"而托毒外出。

针刺长于调气，以"泻"和"开、通"为用，以平为期，平衡上下、内外、表里、左右之气机；艾灸长于"阖"，可以补中焦、补下焦、引气下行、引火归元。我常用的"阖补"的穴位有：躯干前面的募穴、后面的背俞穴、任脉和督脉的穴位。以太溪、涌泉、命门、关元来"阖、收、降"。

在膏肓俞和肚脐（隔盐）艾灸，可以治疗精血不足的虚性发热。

艾灸的另一作用是"调神"，艾叶有辟邪的作用。

克劳迪那：可以提供几个案例吗？

李辛：有一位中年男性，高血压、头晕、咽喉痛、面部潮热、严重口渴，但下肢和足部寒冷，夜尿频（几乎每小时一次），腰部及承山周围疼痛。这是典型的下焦阳虚，伴有虚火上冲。艾灸太溪、涌泉、肾俞和命门后，病况很快改善。

下一个案例是关于艾灸调神的：一位 26 岁的广州女性，严重的阴道感染半年，各种抗生素、抗真菌药治疗不效，来北京求治。

她非常瘦、面色晦暗、怕冷、夜间不能入睡，自述感觉房间里有鬼。她在北京现接受一位名医的"火针疗法"两个月（用长针在酒精灯火加热至针尖变红或白色，快速点刺穴位，其更适合祛风除湿、开痹通络，偏于"泻法"），显然，使用火针的医生关注点在"祛邪"，但没有什么效果。

我安排学生给她艾灸命门、肾俞、关元、至阳、心俞，配合内功按摩和汤药，汤药以附子理中汤加菟丝子为主。两周后，她不再害怕，可以正常睡觉，妇科感染也大为改善。

艾灸对于阳气不足型的抑郁状态，也有很好的效果。

克劳迪那：关于艾灸，你有什么建议给我们吗？

李辛：艾灸时，我们需要专注而放松，不要紧张或担心，这会帮助患者放松安静，也能更好地联通气机，产生"灸感"。如《黄帝内经》所言，施术者如果能安静而虚己，更容易在操作时体会到与患者的神气"相合互感"。每个穴位需要 10～15 分钟的时间，以保证灸量。

气候和环境也是重要的环节，如果有大风、雷暴、大雨，或者有其他让我们不安的情况时，不要施行艾灸和针刺。

克劳迪那：艾灸有禁忌证吗？比如发热。

李辛：我认为，单纯的阳明热证，艾灸不是适宜的方案，但其他类型，尤其是虚性的发热，可辨证施灸。

有一个关于艾灸治疗发热的有趣案例。一天晚上，我刚下班回家，朋友来电求助，她先生下班到家后开始发烧。我问了一些问题，确保他没有咽喉肿痛、便秘、口大渴等阳明症状，并了解到他最近一直忙于工作，睡眠很晚且不足。

他发烧的根本原因是"虚性发热"。我的处方是口服附子理中丸，艾灸中脘、关元，以阖收本气。当时体温 38 摄氏度，原本他正准备服用清热散表的感冒药，但对于虚性发热来说，这是错误的治疗方向。

第二天早晨，他退烧了，感觉精神好转许多，可以正常上班。

这个案例中的发热，是提示病人的阳气外散而不阖，艾灸阖收固本，是正确的治疗方向。我观察到，现在很多儿童的发热都属于这一类，并非实证之发热，而是中下焦不足。

克劳迪那：艾灸的好处是，病人可以在家里自己完成。

李辛：是的，这也是非常容易普及的预防手段。对于老年保健，可以不定期艾灸命门、关元、中脘，帮助阖收中下焦之气。在宋代名医窦材的《扁鹊心书》里也有类似的观点。

艾灸足三里、内关，有助于气血流通，祛除体内郁滞。唐代名医孙思邈在《备急千金要方》里有记录。

我也会推荐阳气不足、身形壅滞的中年女性，给自己艾灸关元、命门，配以太溪、昆仑，每周两次，可以改善更年期症状。

在虚实判断正确的前提下，以上方法是非常安全且有效的。

第五章

○

火罐

克劳迪那： 我个人并不喜欢拔火罐，但我发现很多中国人，尤其是老年人很喜欢，他们常常会主动要求医生拔火罐。它有什么特别的神奇效果吗？

李辛： 这种传统的外治方法，老年人觉得既熟悉、又舒适，因为它很温和，可以直接消除疼痛和沉滞感，操作上也简单。

拔火罐作用于体表，使用的数量也会影响其效果，一个火罐固定不移，相对偏于阖；几个火罐分布各处，偏于开，如果走罐，开的力量则更大。比起针刺，拔火罐开表的效能更大。

用于急性病症且患者不是特别虚弱的情况下，火罐是对机的。比如，患者感冒初起，可以用火罐来开表，帮助邪气外散。在皮肤瘙痒症的初起阶段，也可以用火罐，因为邪气在表尚未深入。

对于慢性疾患，火罐可以推动邪气外达，但必须先阖中，可以用针灸或汤药来增加内部能量，帮助人体形成向外排邪之势。否则，单独用火罐开表，会导致气之外散，而里气更虚。

克劳迪那： 在门诊中你曾提到过，拔罐后如果皮肤颜色暗红甚至紫黑，提示体内有寒邪或瘀血。

李辛： 可以这么说，但并不尽然如此，体内是否有寒邪或瘀血，还是需要四诊合参，皮肤的颜色变化还与火罐的时间、真空压力的大小有关。加大排邪力量的一个方法，是刺络加拔罐，可以用三棱针在需要拔罐部位先点刺出血，然后留罐，适合于邪深停滞日久，或有热毒之邪的情况。

克劳迪那： 你有推荐的常用拔罐部位吗？这里有什么原则吗？

李辛：我们只需要遵循针灸的原则就可以了。

例如，对于中焦虚弱者，不要过多地在四肢拔火罐，因为会把能量导向四肢和外周，而致中气更虚。也不要在第七胸椎（至阳穴）以上的位置过多操作，因为有可能把能量过于引至上部，而发生头晕、失眠等情况。

如果病患的整体调治方向需要阖收或补充能量，也不能过多或频繁使用火罐。

如果中气虚而有腹泻，我们可以在脐部留罐，用来阖收能量，患者会感觉舒适。如果下焦虚，肌肉丰厚者，可以在命门拔罐，瘦者可以在肾俞处拔罐。

对于上焦郁滞，或者有风寒湿热留滞上焦者，可以在大椎拔罐。

克劳迪那：是否可以用一个案例来介绍以上原则？

李辛：有一个1993年我刚开始工作时的案例，一名17岁的男孩，慢性荨麻疹多年，体瘦、有力，每晚8～10点发作，瘙痒严重，持续1～2小时后逐渐缓解消失。病程已持续两年。

诊断：脾胃虚，湿热停滞中焦，发于体表，此乃被动排邪反应，虽每晚有痒疹发出，而邪气不能充分排泄，故每晚复发。

治疗：早饭后服用防风通圣丸（大黄、芒硝、石膏、滑石、桔梗、川芎、当归、白芍、薄荷、麻黄、连翘、荆芥、白术、栀子、防风、黄芩、甘草），以开泄上焦、通达表里之湿热；午后服用补中益气丸（黄芪、人参、柴胡、升麻、当归、白术、陈皮、甘草），以补中、运通上焦。晚上发作前，在肚脐拔火罐，留罐半小时，以阖收。

一周后，他的荨麻疹消失。

第六章

○

按摩与内功按摩

克劳迪那：按摩，又称"推拿"，在传统中医中占有重要地位。西方有自己的传统手法操作技术，我对东方的这一领域所知不多。

在北京学习按摩时，我注意到中医按摩有不同的手法流派，在几次体验后，发现大部分手法都很痛！但是我非常喜欢每周一次的足底按摩，让人非常放松，能帮助我流通气血。

在门诊时，我很少见到你用按摩治疗病患，很想听听你对按摩以及不同手法的观点。

李辛：我曾经有几年用按摩作为治疗的方法之一，也培训学生。

按摩是非常重要的训练：接触真实的人体，直接感受皮之厚薄、肉之缓急、骨之坚脆；感受神、气、精、形的虚实、动静、松紧；也能感受到表里的郁滞、结节和风寒湿热等邪气的聚散轻重。

现在，我会把按摩作为初学者必需的训练，以提高医者的敏感度和感受力。

但是在门诊时，我没有时间给病人按摩。

大体上，中医按摩可以分为：正骨按摩、经络按摩和内功按摩。

正骨按摩，又称正骨推拿，多用于传统骨伤科的软组织损伤、肌腱损伤和关节复位，针对不同部位和伤情，有特别的手法要求，比如：揣、摸、拔伸、端、提等。疗效明确，偏重于人体特定部位的治疗。

经络按摩，相对于正骨按摩，技术与手法相对简单。多用于内科病的治疗与日常保健，使用普遍。

经络按摩相对于内功按摩，偏重于"力"和"形"，即以力作用于形体而发挥疗效。不同的流派，有不同的手法和"发力"的特点。

克劳迪那：我曾经在北京按摩医院学习各种手法一个月，发现除了"扳法"非常类似之外，其余和西方按摩术差别很大。这些手法都非常有力量而且效果明显。但是我的中国病人们向我反馈：相对于他们的习惯，我的力度太小了。我当时的印象是，是否先需要花几个月到一年的时间提高我的力量，才可能正确的操作？在这种情形下，是不是内功按摩更适合我学习？

李辛：内功按摩的原理，是基于针刺的"心法"，关注"内部气的运行"，体会掌下肌腠筋骨的虚实畅滞，以及正气与邪气的聚散有无。这些感受也可以运用在上述各种不同的按摩技法中，但其偏重点不同：内功按摩着意于"神"和"气"，而非"形"与"力"。

医生依据患者的"神气"水平和各部虚实，施以缓和的力与合适的手法，目的是以我之"神气"调彼之"神气"，整个施术过程中，"力、气、神"贯穿其中，合理调配。

气虚的患者，可以施以缓和持久的力，轻轻按下以候气，我们会感觉到，内部的能量会慢慢增加。对于气血尚充的人，根据表里虚实之别，升降开阖之异，可以引导其气向内阖收，补其虚；也可以通经活络、排邪外出。

1998 年，我在北京炎黄国医馆工作时，有机会跟随骨科名家吴定寰教授观摩学习，那时候吴老先生已年过八旬，每天上午半天门诊约 10 位病人，精神饱满，毫不疲倦。

吴老是清代上驷院绰班处"宫廷正骨"的第四代传人，他告诉我们，操作时，不能有不必要的疼痛。吴老练功多年，手法非常轻柔，病人感觉不到疼痛。他常常会谈到清代吴谦所著《医宗金鉴》里的一段话："**一旦临证，机触于外，巧生于内，手随心转，法从手出。**"

克劳迪那：什么样的患者，你会用内功按摩？

李辛：大部分情况都可以使用，我们只是需要对不同的能量格局进行不同的调整。

克劳迪那：具体是如何操作的？

李辛：首先，我们需要准备好自己的状态：全身放松，处于站桩的姿势，这样不会累。双手放松地搭在按摩部位，保持对气的感知。可以轻轻地下压，手下会感觉到像压着一个"气球"，这个"气球"就是人体气机的真实状态：有的人松瘪，有的人紧而外张。

在整个按摩过程中，双手接触到形体，根据手下"气球"张力的变化而调整用力大小，但始终把握的是患者体内气机的变化，与患者神气相应，从而因势利导，补之益之，行之利之。

可以从后背的命门、肾俞开始，增益其阳气，引而上行，达于头面、上肢末端，再以一手固护命门，另一手依次按压承山、足后跟、涌泉，引气下行，以助阳气布化周身。

再以手轻按脐下关元，留以置气，待手下气聚而充，有温热上顶感，可以观其中脘、鸠尾处，以候中上焦气之虚实畅滞，及邪气之聚散有无。如三焦气尚充，可以另一手轻按曲泉、三阴交等处，引气下行，沟通内外。

对于气虚之地，可以身形前倾而加以按压之力，留而不去，与患者呼吸相应，手下自然聚而生热，或有搏动感，此气机渐充之象。再由此引之导之，渐至周身而阴阳自调，内外如一。故医者之松静而专注为基础，患者亦觉舒缓而常常入眠。

此道无他，唯待久而自明，渐知内外表里气血之虚实有无。

其法如行针，其效立显，在内功按摩过程中，我们会依次感受到患者的神气渐渐阖收于内，淤滞渐渐松开流通，虚处渐充……有时候也会带来新的邪正斗争，产生新的症状。

按摩的过程，如同静坐或站桩，身形与手下虽有动作变化，神气始终放松而专注。这可以帮助患者的神气向内，接触到更深的精神心理层面和内在压抑的情绪、思想。这是身心同调的过程。

克劳迪那： 你会在不同的病人身上发现类似的淤阻吗？

李辛： 通常的淤阻部位有：

- 大椎和至阳，中气不足时会出现淤阻。
- 印堂，当人过度以自我为中心时。
- 风池、风府、天柱，当人过度思维时。
- 颧髎，当人面部和头部有太多压力时，咬紧牙关太久而不自知。
- 下肢胫骨区域，多见于实滞留于下部。
- 悬钟，多见于虚滞之体。
- 筑宾或阴陵泉，阴分或深层血分淤滞。
- 中脘，多见于腑气淤滞，或中气严重虚滞。
- 内关，长期未能减轻的内心压力。
- 膻中，长期的悲伤或冷漠。
- 天突，压抑的愤怒。
- 巨阙，悲哀动中，大哭耗伤宗气，可以艾灸恢复。

克劳迪那： 恐惧会在什么区域呈现？

李辛： 恐惧一般不会以淤滞的方式直接呈现，但会导致"精"与"神"的亏虚、紧缩，并出现经脉和肌肉的紧张。可以取百会、太溪、至阳来舒缓之。

印堂和太阳，也很适合于志意过用的现代人，控制欲过强者，会在印堂处蓄积过多能量，然后导致整个人体的压力过大。

克劳迪那： 不管是一般的按摩还是内功按摩，医生的手，成为能量的传输管道，就像针一样。你是否有特别的训练，以保证自己的能量系统正常，而不被按摩时的能量传输所消耗？

李辛： 以下是内功按摩需要的基本训练：

• 提升体能，需要跑步、下蹲、俯卧撑等较大幅度的运动训练，以及通过站桩，训练双手和手指能在放松而敏感的状态下，进行不同手法的操作。

• 通过气功或传统功法（八段锦、易筋经、站桩等）的练习，训练对"气"的感知（详见"第四部分：静坐与气功"）。初学者需要每天持续练习。我见过有的老师可以蓄积能量于内，远距离发放"外气"以治疗。

• 静坐训练，练习"神"的清晰稳定和感知力。

理想状态是，练习者可以相对地"虚己忘我"，按摩时成为能量或"神气"流通的管道，帮助患者与天地之气、与大自然重新联通，导引患者本有的能量来达到补虚泻实、通达表里，这样就不是仅仅依靠医者自身有限的能量了。

克劳迪那： 你如何保护自己，以免受患者邪气的影响？

李辛： 这种情况和针灸时是一样的，首先要遵循内心的直觉，不要勉强接治不想接治的病人。面对病人，如果医生内心不能确定自己有能力或意愿完成诊治，或者有恐惧、担心、烦乱的感觉，可以建议患者转诊。

对于邪气较重或非常虚的病人，可以先以本草、针刺、艾灸进行调整，待病人进入相对适合的状态，再进行内功按摩。内功按摩更适合于神气敏感而清晰、邪气不是太重的病人。

比如，对于体内寒湿较重的患者，我们可以先用盐熨法：可用铁锅加热五千克盐，装入3～5个厚棉布袋中，同时在患者身体垫两层棉布毛巾以防过热或烫伤。可以将盐袋放在命门、大椎、膏肓俞、神阙、承山等处，这是一个非常舒适而有效的物理疗法。

盐熨可以排出寒湿，温通阳气，有类似"麻黄汤"或"补中益气汤"的作用，它可以在按摩前，把患者的三焦能量系统"唤醒"。也有类似艾灸的作用，可以吸收或祛除邪气，保护施术者。

克劳迪那： 最后我们来聊聊足部按摩。在中国，足部按摩非常普遍，中国人和西方人都很喜欢，"足反射"理论也很容易为现代人理解。中医是如何看待的呢？

李辛： 现代交通发达，人们用脚走路的机会大大减少了，加上现代人大都缺乏运动，同时，过用脑力和电子产品，也使得神气上浮，精气外散。这些使得很多人的下肢无力，下肢及足部淤滞。

足底按摩是一个很好的引气下行的办法，有助于阖收精神。这也是足摩能让人放松和改善睡眠的原因。人体的足三阴、足三阳都循行于足部，按摩足部与下肢，有助于改善消化系统和生殖系统的功能，所以对胃肠功能、生殖系统和肩背腰的功能都有帮助。

足部按摩是很好的预防保健和治疗方式。

第四部分

静坐与气功

克劳迪那： 在我们的讨论中，"静坐"一词出现的频率很高。对于医者，静坐是深入学习传统医学和临证的基础，唯此，我们才能领悟"心法"。对于患者，这是理解人之内在有不同层面功能的开始。

静坐，也是调神、优化"内在程序"，提升我们身心健康、心智完整和同理心的必要练习。

我建议我们的讨论，先从源头开始：我们内在有哪些层面？哪一个是"真我"？

李辛： 当我们来到这个世界，获得了一具肉身和一颗"心"。这颗"心"像是一个容器，携带了个体的"信息云"。佛法认为，这颗"心"不单有个人的"我执"，也充斥着无始以来的群体 - 家族意识和整个世界的"业力"信息。所谓的"我"并不单纯，是多重层面、多重力量的混合体，而且在不同的时间 - 空间 - 人我关系中，呈现出不同的面向。某种意义上，并无"真我"。

与外在世界的接触，时时刻刻影响着我们的身与心。来自外部的刺激，经过感官，产生各种感受（身体上和情感上），同时也引发各种思绪、思想、语言和行为，这个过程，同时又与过去的记忆、潜意识和生物本能互相激发，犹如一系列的连锁反应。

如果这一变化过程，能够为"心"所觉知，个人的日常生活，就有可能由无意识为主导的本能反应和社会习得模式化行为，转入有意识、有觉察的相对理性的个人选择。这样，个体的内在生活与外部适应有可能在相对和谐的水平进行，我们的身心将更健康。

但是，先入为主的社会意识与习俗占据了不容置疑的主导优势，加上年复一年，日复一日，围绕着我们的生活背景，时时刻刻输入着随时变化的外来信息和刺激，它们常常会改造和控制个体内在的"感受—情绪—思维模式"，并形成惯性的"感受—情感—思维—语言—行为模式"，这些，大体就是我们所以为的"自我"。

我们渐渐失去了与"心"和"大自然"的联系，那是内在生命的源头，我们被现代教育灌输，误认为生命的重心是"融入群体、跟上社会"。我们花费太多的时间去建立各种关系，以确立社会的"我"：我们的工作、家庭、人际，以及名声、金钱、权力、外貌……这一切外部的标志和回馈，进一步塑造着那个"虚幻的自我"。

年复一年，我们终于发展出一套更适应社会生活的"软件系统"，它会自动让我们在诸如此类的情境下做出更"合适"的反应。我们甚至都意识不到，这套强制性的"认知反应系统"本质上是从外部载入的，它牢牢地植入了我们的"后天之神"。

这并非"我"之本有。然而，强迫性无意识的"感受-情感-思维-语言-行为模式"，会带来软弱和恐惧，因为，个体被无始以来的集体无意识淹没了。或者说，个体可能从未破土而出、独立生长过。

静坐练习，能帮助我们渐渐感受到、意识到，每个人的感觉、情感、思想、语言和行为只是生命不同层面与不同阶段的运行变化。这些内外时时刻刻交互的变化，它们互相影响，但皆非"我"。我们只需要熟悉这些不同层面的呈现过程，并体会其内外互动之变化。

这个观察和熟悉的练习，就是在训练"心"的稳定和清晰的觉察力。当练习渐渐深入，就有可能从控制我们的"惯性反应"中，慢慢获得退后、调整和改变的能力。我们的生活能更多地遵循自己的内心，而不是在焦躁忙碌中无意识地为外部环境所控制、推动。我们渐渐地可以意识到"内部活动"与"外部活动"在日常生活中的不同作用，进而创造性地发展自己。

克劳迪那：传统中医有"五神"学说，"神魂志意魄"，分别归属于五脏，他们与"先天之神"和"后天之神"的关系如何？

李辛：我的硕士毕业论文正好是关于这个领域的。

在《灵枢·本神》有言："天之在我者德也，地之在我者气也。德流气薄而生者也。"意思是：天给予我们的是"德"，地给予我们的是"气"，生命源于天地能量信息之交感。

"故生之来谓之精，两精相搏谓之神，随神往来者谓之魂，并精而出入者谓之魄。"

个体生命来自父母之阴阳两精的交感，随之而来的是"先天之神"的进入，然后出现了两种先天的功能："魂"与"魄"。它们都属于神，魂偏精神信息层面，古人认为，做梦、直觉，以及与自然界的感应等都属于魂的功能范围；而魄，偏于躯体生物本能，如无须意识控制的呼吸、排泄、吮吸、抓握等本能反射。

"所以任物者谓之心，心有所忆谓之意，意之所存谓之志，因志而存变谓之思，因思而远慕谓之虑，因虑而处物谓之智。"

这一段介绍的是"后天之神"的作用：这一切开始于"任物"，我们的心转向外部世界，生出了意象及记忆，这是"意"的作用；意向固化，形成目标，这是"志"；开始思索、推导如何达到、完成，这是"思"；进而运筹规划，这是"虑"；所有这些志意、思虑的统合思维能力，称之为"智"。以上是"后天之神"逐步发展的过程。

所以，魂魄属于"先天之神"，志意属于"后天之神"。正常情况下，神，统摄魂魄与志意，两者的平衡是健康的基础。现代城市过度信息化、人工化的生活，使得很多人神散而不明，志意过用，扰乱了魂魄的安宁。所以，保持神定而清明，勿使志意过用，是我们需要留心的。

克劳迪那：按照五行学说，魂属于肝，魄属肺，志属肾，意属脾，神属心。这一理论如何在临床治疗中应用？是否可以理解为，比如：如果魂受到打扰，会影响到肝的功能？或者，通过治疗肺，可以调整魄的功能？

李辛：把五神纳入五脏系统，更多是为了保持"五行学说"在医学理论中的完整度。必须了解到，五行学说在起初，是当时的"普适理论"，不仅用于医学，也用于自然、政治、艺术……

道家认为，"神魂志意魄"属于"神"的领域而非肉体，所以在《黄帝内经·上古天真论》有"恬淡虚无，真气从之，精神内守，病安从来"的提示，"虚己"（减少志意过用）与"精神内守"是调神的关键，静坐是非常适合的调神方法。在《神农本草经》里也有用矿物类药来调精神、定魂魄、强志，减少意的过多散乱。

我们也观察到，思绪过多的人，容易有过多的痰湿留滞或中焦脾胃失运的问题；体型过盛的太阴之人，也常常呈现出思多意乱、容易犹豫而缺乏决断的心理特质，这就是意和脾系统的关系；性格偏激急躁、易于暴怒的人多有肝气不舒或血分郁热的气机格局，这样的人也常常会有睡眠不安、梦多易醒的魂不定的情形，这就是肝系统与魂和怒的关联。

我们的形体、能量、气血格局与神志意魂魄有着复杂而多变的相互影响，但这并不意味着，按照五神配五脏的单一治疗思路，足以应对纷繁复杂的精神心理疾患。

克劳迪那：可以介绍一下静坐方法吗？能帮助我们向内观察。

李辛：首先，要对我们习以为常的身心反应模式保持一些距离，观察自己的"感受—情感—思维—语言—行为模式"是如何活动的，熟悉它们。慢慢地，我们会对这一"内在程序"如何推动影响我们的思想、情感、语言和行为有所觉察。

然后是每天的训练，可以花一些时间，在安静环境下，保持舒适的坐姿，后背放松而直立。只是坐在那里，自然呼吸，让思绪自然流动，情绪情感自然起伏，各种内外身心感受当下也知道，但不控制，不聚焦。

只是静静地观察、感受，熟悉这一切。如实观察，不做调整和改变。心里需明白，这些内外的感受、身心的变化、思维与情感的交织，就是我们日常生活的内在背景。时时刻刻，从无止息。它们只是生命不同层面的变化与作用，并非"我"。

让自己的头脑慢慢放松下来，忽略各种惯有的评判和指使，但也不需要压制这些头脑中的噪声。

保持放松的状态，可以尝试较长时间的安坐，继续感受、观察，不用担心走神、打断及方法对不对——这些也是另一种"噪声"。

渐渐地，我们会越来越深入，开始知道自己"内在程序"的变化过程了，渐渐地，长期充斥于内的"混乱感""压力感""不安感"会慢慢地缓和、减弱，我们会越来越稳定而清晰，觉察力会渐渐提高，感同身受的体验和同理心会更多地出现。

这是简单而需要很多时间的学习过程，是我们一生的练习，能帮助我们的身心更和谐。对于有宗教信仰的人士，祈祷也是很好的守神的练习方法之一。

克劳迪那：在中国古代，传统的道家师父会练习气功以延年益寿，甚至追寻"长生不老"，你是如何看的？在现代中国，还有这样修炼的吗？

在《黄帝内经》里有不少论述，比如"精神内守""恬淡虚无""积精全神""独立守神"，这是由"神"的层次入手的训练，渐而达到"形体不敝，精神不散，益其寿命，可以百数"。同时，这也是人与自然渐渐合一的过程，需要"传（抟）精神，服天气，而通神明"。其重点，**是减少后天社会化的志意活动，回到先天神为主导的生命状态。**

李辛："气功"是20世纪80年代对各种古代修炼方式的流行称谓，在那时候，中国与西方世界开始互通往来，于是，大部分西方人把中国传统的身心修炼方法统称为"气功"。

当时是中国刚刚开始改革和对外开放的时期，整个社会对于传统文化的接受度并不高，因为有可能被扣上"封建迷信"的帽子。许多源自道家、佛家、武术界的不同功法，并不直接用传统的门派和语言对外讲授，而是冠以"气功"的名称。因此，海外的学习者也就沿用了这一现代名称。

现代，气功、太极也成为中医学院的学习科目，但只有很少的医生，会作为日常的基本训练。反而是在全世界范围内，练习气功的人越来越多了。

另一方面，现代的气功在传播过程中，加入了太多个人的阐释，也因为过于用意、求取速成，导致对传统功法练习原理的偏离。

我最常做的练习是"静坐"，配合太极、站桩等传统功法，还有必要的体能训练。你的练习经验如何？

克劳迪那：1990年，我在法国的欧洲气功学院学习的时候，进入了这个领域，我非常喜欢，一直在练习。

据我所知，气功有无以计数的各种流派，可以分为两类：动功（导引气功）和静功（内观气功）。导引气功，是通过精神专注，减少思维活动，以身形肌肉的活动，而达到呼吸平顺、气循经脉的功效。

"内观气功"相对不易练习，目的是培养"内气"，类似传统武术所说的"丹田气"，或日本人的"Hara"，如果"内气"提升，就可以延年益寿（根据道家观点），也可以提升武术家的功力，甚至可以远距离发放"外气"。现在有许多关于"外气"的科学研究，希望能知道其实质是什么，可以用来做什么。

李辛：所有这些内外的练习，都需要在放松、诚恳、内心开放的状态下进行，这是学习中医心法的必需。你现在练习哪些功法？

克劳迪那：我最近常常练习北京体育大学的张老师教我的"导引功"。这是很好的功法，能谐调脏腑，通行经脉；还有针对某一脏腑及其相关经络和平衡整体能量气机的特别的练习方法。动作简单，功效强大。

我在其他国家还接触过与道家有渊源的下列功法："内在微笑""五音"和"精微宇宙循环"，这是由 Mantak Chia 老师教授的，都属于精神领域的训练，能帮助我们把压力转化为活力。

所有的气功练习，都能提升身心健康，预防疾病，同时，也是在情绪和脏器水平的治疗手段。我相信上述的练习方法，应该在中国的典籍中有相近的记载，亦有丰富的运用。

李辛：确实，比起古代人，现代人时时刻刻都在"用脑"，并更多受到"七情"的影响。我们称之为"志意过用，而魂魄不宁"，使得气血能量过多壅积于身体的上半部，散乱而不收，于是下部能量不足；脏腑虚实不调，形体失于滋养而衰败。气功练习能调理失常的神机和气机，阖收精气，对我们益处很大。

克劳迪那：是的，现代研究发现，练习气功五年以上的人群，在寿命和身体、精神方面有显著提高。但必须记得，气功练习并不仅仅是某种练习，它是生活方式的全面调整：练习者必须迈入与自然与社会和日常生活的和谐状态中，这是循序渐进、日渐深入的过程。

李辛：在西方，对于初学者，你会推荐什么？

克劳迪那：对于初学者，"导引气功"是最安全的。除了安全的考虑外，练习什么功法，也取决于我们期望达到的目的：是因为年老而希望更加健康；还是作为按摩师，需要更充足的"内气"；或者是为了训练精神，提升智力。这里有不同的功法可以尝试。

但是，有两点是必须牢记在心的：

不要试图练习太多功法。正如中国气功学会的林中鹏先生说的："一根手杖就足以帮助你登上山顶，不要扛一堆拐杖走路。"保持长期习练一种功法，如果常换常新，我们会一无所得。

《易经》曰："易简而天下之理得矣。"比如，简单的"抱树功"能带给我们强烈的接地感，即使是初学者。当神安静下来，我们会感受到内在的平静，能感受到"丹田"的气感，并且，有能量通往劳宫穴。在气功治疗中，气是通过劳宫（或中冲穴）直接传给病人的，这也是"指针"的用法。

我也很喜欢"八段锦"，这门古老而简单的功法，能够锻炼到周身的阴经和阳经，调和神气，很多人一辈子只需要练习这一种功法，就能带来健康和快乐。

李辛：无论我们选择哪一种，无为的静坐、祈祷，或动态的气功，其作用都是舒缓过度的思虑，让我们的精神虚静而专注，进而深入再精微，回到内在的觉知。

只有这样，我们才可能真正与外部世界开放交流、互感互通，而不是被动的"心为物役"，为外部信息所控制。然后，我们对生命的感受力、同理心和精微度才能提升，能够更充分地发展运用自己的潜能，而作为一个医生，我们才有可能给予更完整的治疗和帮助。

结论

在愉悦和满足中，我们来到这次中医经典之旅的结尾：中医的精髓长存，并将成为我们现代人的日常。环境、人类、技术、疾病，所有一切都比《黄帝内经》时代更加复杂了。在这个多媒体和计算机统治的信息世界，人们过用意志，日趋远离自然。结果是，我们的"神"被扰乱，而产生越来越复杂和难以治疗的疾病，但天地依旧，如果我们顺应自然，也许还能回复平衡，也许还能融合人类智慧与现代科技，以达到适度与和谐的平衡。

我们的讨论力求简洁，直达问题核心。在治疗上，抓住时机，激发邪正斗争，逆转病势，而非简单对治。我们的临床病例提供了清晰的诊疗思路，符合经典，且有助于改变现代人的生活方式。

通过本书，我们学习如何成为一名能够拥有直观把握能力的传统意义上的好中医。现代教科书中所有的理论都源自古代的经典，只是其着重点不同。

我们期望本书能够：

• 通过运用诊法第一步，帮助大家明晰四大资源：精（元气）、气、形、神，及如何评价其虚实有无。

• 通过运用诊法第二步，了解气机（真气的功能）是如何运行的，理解三焦的作用。

• 通过运用诊法第三步，了解如何体会"神"及阴阳的平衡。

• 通过运用诊法第二步和八纲分析，了解病机（邪正斗争）是否存在？在哪里发生？其反应程度、发展趋势如何？

• 了解通过"气"（"寒、热、温、凉"四气），"味"（酸、苦、甘、辛、咸），来把握药物性能与作用方向。在此基础上，我们对药物进行了重新分类，标明某种药物在某个层次（上焦、中焦、下焦）发挥作用，又在某个方向，达到何种治疗结果。

• 了解如何以经典方剂为基础，通过改变药物剂量和煎煮法来组合新方。剂量和煎煮法对调控性味至关重要，这正是决定方剂整体方向之所在。某些医生在其一生中只重点使用几个经典方剂，根据病情所需，仅仅通过调控性味而改变方剂的作用方向，以达到殊胜效果。

• 尽量保持方剂的简化，记住李辛的第一位启蒙老师的话"一方之中，只有三到五味是重要的，其他的药物，或是因为医生自己不够清晰，或是因为要迷惑他人"。

• 永远顺应"第一个医生"所指引的调控方向。"气机"或病人自体的康复力才是"第一个医生"。

本书还将帮助我们学习如何成为《黄帝内经》中所说的高水平的针灸师，一个医生应当遵循五条原则：

"治神"——具备运用精神和意识的训练成果，来调节医者—患者—自然环境能量—信息的能力和技巧。

"知养身"——照顾好自己的身体。

"知毒药为真"——知道使用适当的药物。

"知制砭石小大"——知道如何制作（选择）合适大小的砭石、针具。

"知腑脏血气之诊"——知道五脏血气之虚实诊断方法。

并且，在《黄帝内经》中，有五种方式可以运用针术：

"针法"——用不同的针具，如九针。

"穴法"——选用不同穴位的方法。

"刺法"——用针的策略，如鸡足刺、浅刺。

"手法"——针入穴位后提插捻转之法。

"心法"——用心用神之法。

在这五种方法中，古代教诲最重视的是"心法"及"治神之术"。为了更多地理解心法，让我们再次阅读《黄帝内经》：当用针之时，众脉不见（忘掉脉象），众凶弗闻（不必在意症状），外内相得（内、外，医生、患者及周围融为一体），无以形先（不要为形体、有形症状所迷惑），可玩往来（松静而感受神气之出入往来）。

简而言之，建立诊断之后，运用医生的直觉，感受病人"气"之来去，抓住"机"，在合适的时间刺入，用我们的"神意"来帮助病人的"气"正常地流动输布。这是现代教科书中被遗忘的那部分。而穴法（穴位的主治功能）、手法（针入后提插捻转）被过度发展，并淹没了针刺的精髓——心法、治神之术。

大多数现代针灸师只能运用其优势的逻辑大脑，而不知如何用"心"来感受"气"的运行之机，高度强化的"事先计划"取代了当下直接把握的用针艺术。当然，长期的临床经验所形成的治疗策略在大多数情况下会有效果，但在更高水平，用心治神、把握气机需要的是长期的内在训练。

这是针刺的真传、古代医者的秘密，其实并没有固定不变的方法，即"法无定法"。

现实的趋势是人们试图用西方的现代科学来理解或阐释中医，这对于认识到中医是一种有用的治疗方式，是有一定帮助的。运用生物电生理学和物理学，科学家精确验证了建立在直觉把握"气"的基础上的古代智慧确实存在，科学的确也是伟大的智慧，但是，我们认为，为了保持其精髓和疗效，应当严格避免以不恰当的方式"西化"中医、中药或针灸，按西医学分型使用中药或进行症状治疗，或把针灸仅仅当作某种波长类型的刺激技术。因为，这种方式尚没有找到其真实潜力，且远离本来意蕴。

但是，所有的探索都应该被尊敬，西医与中医在其各自领域中，都具有极大的效用，他们从各自不同的角度，在疾病的不同层次发挥作用，如果配合得当，将是一件美妙的事。

现代西方医学越来越技术化，中医应当保持其对"气"运动和无形层面的传统理解和感知。《黄帝内经》和其他经典一直向我们昭示着"直观把握"之道。我们期待西医与中医在未来，将会以一种完美的方式结合，我们衷心希望本书能够成为传递古代思维和智慧的谦卑使者。

也许您会问："中国医学历经数千年的发展变化，当面对不同环境及新发病证时，需要不断寻求新的解决方法；而现代医学科技日新月异，你们基于何种目的，要强调数千年前的思想呢？"

是的，我们看到了现代医学在物质水平的深入探索，这是必要的；然而对于传统医学，探索和研究有时候的确需要从最深的根基出发，光是从枝节去发展将会陷入困顿。

我们相信：时代要求我们准备好在更细微的水平——"气"和无形层面的世界开拓认知和发展。让我们禀记传统智慧于心，吸吮古代经典的养分，深入发掘。

治"神"，将是未来的挑战。

附录一

《神农本草经》药物枚举

本书从《神农本草经》《本草纲目》中，共选录 41 味。"注"为临床所得点滴，以备读者参考：

铁精落 《本经》中品

味辛，平。主风热，恶创，疡疽，疮痂，疥，气在皮肤中。

注：可清人体深层血分之瘀热，常用于急慢性皮肤、黏膜、肌肉层面的炎症、过敏反应，尤其适用于脾胃虚寒，不能耐受黄柏、黄芩等苦寒之品者。古人亦用于癫狂之证。

紫石英 《本经》上品

味甘，温。主心腹澼逆、邪气，补不足；女子风寒在子宫，绝孕十年无子。久服，温中，轻身延年。

注：通神明之品，常用于女性下元虚寒之胞宫诸疾，可引药下行，阖补下元。

石膏 《本经》中品

味辛，微寒。主中风寒热，心下逆气，惊喘，口干舌焦，不能息，腹中坚痛，除邪鬼，产乳，金创。

注：气寒、味辛，辛则开泄舒达，故有"透热转气"之功，非单纯降火泻火之物，而有轻清上达之机。生石膏常被误谓之"寒凉之品"，然金石齿贝之物，多取用其神气之清明正镇，以调病人神气之邪正、清浊、虚实，石膏乃泄无形之热，非同黄柏、黄芩、龙胆、芦荟诸苦寒以泻有形之火。

煎汤服用，用之对证，并无伤胃之弊。

滑石 《本经》上品

味甘寒。主身热泄澼，女子乳难，癃闭，利小便，荡胃中积聚寒热，益精气。久服，轻身，耐饥，长年。

注：可升可降，流通三焦之品，上可透热疏表，中可运通湿热，下可引热下泄。甘缓而益精气，非纯泄之品。近代多简化为利水之药，可惜。

女性乳腺炎，尤其产后多因食物过壅或情志不调、运动不足所致湿热淤积，用之甚合。

甘草 《本经》上品

味甘，平。主五脏六腑寒热邪气，坚筋骨，长肌肉，倍力，金创肿，解毒。久服，轻身延年。

注：阖中缓气，补益气血。又名"国老"，寓平和协调诸药之能。"五脏六腑寒热邪气"，非大寒大热、猝中之外邪，乃因本气不足，脏腑之气各有偏力不能协和所致。

临床常用于中焦不足或久病虚赢之咳喘、胃弱、虚烦不寐之证。

人参 《本经》上品

味甘，微寒。主补五脏，安精神，定魂魄，止惊悸，除邪气，明目，开心，益智。久服，轻身延年。

注："治神"，为其大用，故"安精神，定魂魄，止惊悸"。

亦阖补下元之品，尤适于老弱体衰、本气不足所致之诸证，勿与莱菔子同服。临证中可因病机病势而调和不同剂量与配伍：

1. 纯虚无邪，神气虚弱，体内无郁热、积滞、闭阻者，可 10～20g。

2. 安神定志，阖收神气，3～5g，必要时可配五味子。

3. 作为佐使药配合助力，可小剂量（1～2g）。如：人参+桂枝，补中而助桂枝流通外达之力；人参+厚朴，补中而助运下行；人参+甘草，补中缓和周身之气机，此四君子汤之主药。

4. 保护气机格局、助力疏泄流通、驱邪扶正，而预防开泄太过、伤中之弊，可斟酌配置。如人参+麻黄、人参+细辛、人参+大黄。

近代，人参多以"补益之品"行于世，而《本经》所述之"安精神，定魂魄，止惊悸，除邪气，明目，开心益智"，宜深思之。

人参气味平和，非温热躁动之品，野山参更佳，故《本经》曰"甘，微寒"。临床处方可写作"生晒参"或"白人参"，近代之"红参"，有黏滞郁热之弊，虚滞之体慎用。

人参、麻黄、大黄、附子，古称"药之四维"。欲治大病、重病、急证，当熟习之。

以经营类比之，人参可以增加企业的资金量；麻黄助气流通，联络关节，如同市场推广与公共关系；大黄去除低效之部门与不良资产；附子激发推动整体气机之运转速度，交通内外经络、提高效率。

肉苁蓉 《本经》上品

味甘，微温。主五劳七伤，补中，除茎中寒热痛，养五脏，强阴，益精气，多子，妇人癥瘕。久服轻身。

注：阖补下焦精血之柔品，气味和缓，适合大部分下焦不足的体质，然中焦虚弱者（胃寒、腹泻）慎用。

术 《本经》上品

味苦，温。主风寒湿痹，死肌，痉，疸。止汗，除热，消食。作煎饵久服，轻身延年，不饥。

注：术分为白术和苍术，以"开"为用。后者辛温发散，更适于"风寒湿痹，死肌"；白术气味平和，适于中焦不足之体质，可运通中上焦，有消食、化滞、祛湿、散寒之功。中焦郁火或实滞者，当配合厚朴、枳实、石膏或大黄；体形偏瘦，阴血不足者，不宜长期使用，以免过燥伤阴。

淫羊藿 《本经》中品

味辛，寒。主阴痿，绝伤，茎中痛，利小便，益气力，强志。

注：《本经》曰辛，寒，李时珍《本草纲目》曰："淫羊藿味甘气香，性温不寒，能益精气。……真阳不足者宜之。"

临床使用，乃味甘，微苦微辛而温，温阳行气之品，走而不守。可通行三焦，散寒化湿，尤其适合下焦阳气不足之腰痛、中老年水肿、面虚浮。因其流通开行之力，适于阳虚而身体厚重者；阴虚阳浮、瘦薄之人慎用。

我的老师宋祚民先生常用之于先天不足、下焦虚寒或中焦寒滞之儿科诸证。

附子、肉桂、干姜、淫羊藿乃临床常用温热之品，肉桂、干姜偏于阖，守而不走；肉桂重在下焦，兼及中焦，有固护心神之用，通于神明；干姜之药势，多在中上焦，常用于肺胃之寒滞、脾胃虚寒不摄。附子可开可阖，通行十二经脉、回阳救逆、温行三焦内外表里，药势范围最大。淫羊藿可作为"温阳轻剂"，偏于流通、升浮。

柴胡 《本经》上品

味苦，平。主心腹，去肠胃中结气，饮食积聚，寒热邪气，推陈致新。久服，轻身，明目，益精。

注：微苦气平，开通表里，中上焦流通之品。

"表气不畅"，是所有疾病开始的第一阶段，不一定都源于外感风寒；里气不足，或伤于食滞、湿阻，都可能引起类似外感，而实为"表气不畅"的症状；这都是柴胡的可用之机。

柴胡亦可用于久病邪气内据，而现外出之势，当内邪将外排而表里不畅，亦会出现类似"感冒"的症状。这都是"内在的医生"在交通表里，排邪外出。

所以，"开通表气"也是大部分慢性病在治疗过程中由阴转阳、扭转病势的关键步骤，其前提是里气渐充，邪气有外排之机，当此之时，顺势而开，既可"引邪外出"或"透热转气"，也可以是交通表里内外。

运通三焦气机，只是需要根据病人体质病机适当配伍，里虚者，辅以补中托里（人参、茯苓、莲子、生谷芽……）；内实者，佐以消导通泄（大黄、陈皮、枳实、厚朴……）。

故，解表者，非仅为驱邪取汗，乃开通阳气、舒达木气是也。前者着眼于邪气，后者注重在本气。此古今临证用药思路之分野。今以柴胡试释之，诸行风气药，当如是解。

知母 《本经》中品

味苦，寒。主消渴、热中，除邪气，肢体浮肿，下水，补不足，益气。

注：本品微苦而甘，气凉而收敛下行，阖降之势多于苦寒之力，故白虎汤里配生石膏。亦可用于下元失阖，气机浮上之证，故曰："补不足，益气。"用于"肢体浮肿，下水"，当属此类格局，非阳虚水泛之寒证。

丹参 《本经》上品

味苦，微寒。主心腹邪气，肠鸣幽幽如走水，寒热，积聚，破癥除瘕，止烦满，益气。

注：中焦血分流通之品，气平微苦，微甘，故能"益气"。主"心腹邪气"，此"心"可理解为胸腔，非单指心脏。

黄连 《本经》上品

味苦，寒。主热气，目痛，眦伤泣出，明目，肠澼，腹痛，下利，妇人阴中肿痛。久服，令人不忘。

注：清血分热之良药。小剂用之，可阖收中下焦之气，"苦坚"之意。故后世有"厚肠胃"之说。宋祚民先生常在儿科脾胃杂证中用之（0.5～1g）。

黄芩 《本经》中品

味苦，平。主诸热，黄疸，肠澼，泄利，逐水，下血闭，恶疮，疽蚀，火疡。

注：较之黄连，有轻清疏散之力。

茵陈 《本经》上品

味苦，平，微寒。主风湿寒热邪气，热结、黄疸。久服，轻身，益气，耐老。

注：中焦轻疏之品，引热下行。

防风 《本经》上品

味甘，温，无毒。主大风，头眩痛，恶风，风邪，目盲无所见，风行周身，骨节疼痛，烦满。久服轻身。

注：上焦轻疏之品，气味甘平柔和，无辛温过散之弊。药势作用层次较柴胡为浅。

当归 《本经》中品

味甘，温。主咳逆上气，温疟寒热，洗在皮肤中，妇人漏下、绝子，诸恶疮疡金疮。煮饮之。

注：中焦血分流通药，走而不守，气味辛甘微苦、温，而行血气。精血亏虚、形气瘦薄者慎用。近世多以之为补血主药，误矣。

川芎 《本经》上品

味辛，温。主中风入脑头痛，寒痹，筋挛缓急，金疮，妇人血闭无子。

注：血分流通药，开通表里内外，精血虚而阳气浮散者慎用。

芍药 《本经》中品

味苦，平。主邪气腹痛，除血痹，破坚积、寒热、疝瘕，止痛，利小便，益气。

注：中焦血分药，阖中略开之柔品，味酸苦气凉，有阖收精气之力，故曰："益气"。

"疝"，多为下焦精气不足，经脉拘急所致。

木香 《本经》上品

味辛，温。主邪气，辟毒疫温鬼，强志，主淋露。久服，不梦寤魇寐。

注：中焦气分药，气味雄壮，精血亏损、神气浮散者慎之。

近世多用于中下焦寒湿浊气，而忽略其治神之力，临床可用于神气受扰之精神不安，噩梦、惊恐如见邪鬼，或小儿卧不安、惊悸。

荆芥 《本经》中品

味辛，温。主寒热，鼠瘘，瘰疬生疮，破结聚气，下瘀血，除湿痹。

较之防风，两者皆为行风气药，药势多布及上焦。而荆芥更入于血分，乃疮科要药。

鼠瘘、瘰疬，现代指颈淋巴结结核。由结核杆菌侵入颈淋巴结而引起，严重时化脓向外穿破，形成瘘管。

菊花 《本经》上品

味苦，平。主风，头眩肿痛，目欲脱，泪出，皮肤死肌，恶风湿痹。久服，利血气，轻身，耐老延年。

注：甘凉，微辛微苦，轻疏上焦之柔药。行于头面而有降下泄火之势。

夏枯草 《本经》下品

味苦、辛，寒。主寒热，瘰疬，鼠瘘，头创，破癥，散瘿结气，脚肿湿痹。轻身。

注：微苦而降，辛开苦降，通泄散淤积之品，较之荆芥，苦多而降下，药势更向内部，入血分、散积滞。

宋祚民先生常用于乳腺增生、经前乳房胀痛及乳腺炎。

麻黄 《本经》中品

味苦，温。主中风，伤寒，头痛，温疟。发表出汗，去邪热气，止咳逆上气，除寒热，破癥坚积聚。

注："破癥坚积聚"为其大用。对于慢性久病，中下焦气血淤滞，或血分淤积，小剂用之，有通达表里，启运三焦之功。细辛、柴胡、附子、大黄皆有此用意。里虚而神气开散上浮者慎用。

干地黄 《本经》上品

味甘，寒。主折跌绝筋，伤中。逐血痹，填骨髓，长肌肉。作汤，除寒热积聚，除痹，生者尤良。久服，轻身不老。

注：阖中寓开之品，下焦药，故可"逐血痹、填骨髓、长肌肉、除寒热积聚"。

旧时药肆，有鲜生地黄出售，绞汁服之，退热尤佳。近世袭用"熟地黄"，黏滞而气涩，药势难行。

"痹"者，内有精血亏损之质，外为风寒湿所伤，留而不去，为痹。

牛膝 《本经》上品

味苦酸。主寒湿痿痹，四肢拘挛，膝痛不可屈伸。逐血气，伤热火烂，堕胎。久服，轻身耐老。

注：下焦开通血分之柔润药，开中略阖。

麦门冬 《本经》上品

味甘，平。主心腹结气，伤中伤饱，胃络脉绝，羸瘦短气。久服，轻身，不老，不饥。

注：生化中焦胃气之良品，故曰："主伤中伤饱、胃络脉绝、羸瘦短气。"恢复胃气之功大于莲子。比如种花，麦冬如同给"干涸"予"滋润"，让种子发芽，恢复生机；莲子如同稳定的营养液，保持其生长；黄芪犹如强壮剂。

《伤寒论》竹叶石膏汤用于"伤寒解后，虚羸少气，气逆欲吐"即是此意。勿仅作"养阴润燥清热"解。

决明子 《本经》上品

味咸，平。主青盲，目淫肤赤白膜，眼赤痛，泪出。久服，益精光，轻身。

注：缓下降气之品，清利头目，通神明，柔润益阴。

车前子 《本经》上品

味甘，寒，无毒。主气癃，止痛，利水道小便，除湿痹。久服，轻身耐老。

注：通利三焦，引气下行，降肺气，略补精气。

连翘 《本经》下品

味苦，平。主寒热，鼠瘘，瘰疬，痈肿，恶疮，瘿瘤，结热，蛊毒。

注：气辛，苦平，中上焦破通药，解郁散结。李杲曰：散诸经血结气聚；消肿。

半夏 《本经》下品

味辛，平。主伤寒，寒热，心下坚，下气，喉咽肿痛，头眩，胸张，咳逆，肠鸣，下气止汗。

注：辛开宣散上焦，微苦平，降中焦之品，故治"伤寒寒热"。生品有毒。

菟丝子 《本经》上品

味辛，平。主续绝伤，补不足，益气力，肥健。汁，去面皯。久服，明目，轻身延年。

注：下焦药，守而能走。古有"强志"之说，对于下焦虚损、志不达、意志力不足者，验之有效。气辛略浮，内有郁热气浮者慎用。

五味子 《本经》上品

味酸，温，无毒。主益气，咳逆上气，劳伤羸瘦，补不足，强阴，益男子精。

注：下焦阖收之品，内有郁热者慎用，不可久服。

下元不足之虚喘、汗出不收、足寒痿弱，可以大剂；表气不畅、里气有滞者，可以小剂用之，以免留邪或生郁热。

"劳伤"，即"五劳"：久视伤血，久卧伤气，久坐伤肉，久立伤骨，久行伤筋。

"七伤"：即食伤、忧伤、饮伤、房室伤、饥伤、劳伤、经络营卫气伤的合称。亦指七种劳伤的病因：大饱伤脾；大怒气逆伤肝；强力举重、久坐湿地伤肾；形寒饮冷伤肺；形劳意损伤神；风雨寒暑伤形；恐惧不节伤志。

栝楼根 《本经》中品

味苦，寒，无毒。主消渴，身热，烦满，大热，补虚，安中，续绝伤。
注：苦甘凉，降下开泄之品。

葛根 《本经》中品

味甘，平。主消渴，身大热，呕吐，诸痹，起阴气，解诸毒。
注：升浮之品，通达肌腠。故《伤寒论》有桂枝加葛根汤及葛根汤之用。

天门冬 《本经》上品

味苦，平。主诸暴风湿偏痹，强骨髓，杀三虫，去伏尸。久服，轻身益气，延年。

注：中下焦阖收滋润之品。"诸暴风湿偏痹，强骨髓"，临床可用于中风偏瘫之精虚亏损之证。

泽泻 《本经》上品

味甘，寒。主风寒湿痹，乳难，消水，养五脏，益气力，肥健。久服，耳目聪明，不饥，延年，轻身，面生光，能行水上。

注：通行三焦之利水药，较之茯苓，泽泻入于下焦，而行三焦水道。

菖蒲 《本经》上品

味辛，温。主风寒湿痹，咳逆上气，开心孔，补五脏，通九窍，明耳目，出声音。久服，轻身，不忘不迷，或延年。

注：通神明之品，宋祚民先生常以平补下焦药，如菟丝子、肉苁蓉、女贞子、覆盆子等，佐以丁香、檀香、沉香、菖蒲等香药，以调治小儿脑发育不良、癫痫、老年痴呆、帕金森、中风后遗症。故曰："开心孔，补五脏，通九窍，明耳目，出声音。久服，轻身，不忘不迷惑，延年。"

灶心土 《名医别录》下品

味辛，微温，无毒。主妇人崩中吐血，止咳逆血，妊娠护胎，小儿夜啼。

注：阖收中下焦药，尤适于中下焦虚寒、阳气不摄所致之崩漏、便血、泄泻诸证。温养胞宫，可与生紫石英配合。

何首乌 《开宝本草》

味苦，涩，微温，无毒。主瘰疬，消痈肿，疗头面风疮，治五痔，止心痛，益血气，黑髭发，悦颜色。久服长筋骨，益精髓，延年不老。亦治妇人产后及带下诸疾。久服令人有子。

注：下焦血分药，开大于阖。开者，可清化血分郁热淤毒，故治"瘰疬，消痈肿，疗头面风疮，治五痔、止心痛"；阖者，补下焦精气，故曰："益血气，黑髭发，悦颜色。久服长筋骨，益精髓。"

据原北京中医药大学龚树生教授研究，相对于人所熟知的"六味地黄丸""八味地黄丸"，何首乌代表了传统补肾的另一条思路：其代表方为"七宝美髯丹"，内有何首乌、白首乌、赤茯苓、白茯苓、牛膝、当归、枸杞子、菟丝子、补骨脂。方中所选之药味，正合宋祚民先生所言"柔阖下焦"之意。

何首乌分赤白两种，方中之"何首乌"即赤首乌，为医家常用，偏走血分；白首乌产于江苏滨海，偏走气分。

应之临床，何首乌开中寓阖，阖补下焦之力，不及肉苁蓉、菟丝子、生杜仲、牛膝；然其降下、通便、除热、化淤毒之力，优于生地黄，尤适于下焦精血不足，而有瘀血郁热之"虚滞"之证，故可用于慢性皮肤、肌肉、黏膜之疮疡风痒，此皆久虚邪气内滞。

威灵仙 《开宝本草》

味苦，温，无毒。主诸风，宣通五脏，去腹内冷滞，心膈痰水，久积癥痕，痃癖气块，膀胱宿脓恶水，腰膝冷疼，疗折伤。久服无有温疫疟。

注：流通三焦药，可行表里内外、行大小便、兼入血分。与淫羊藿同用，可宣痹通络，祛风寒湿；与白术、泽泻同用，可化水气，减重。

附录二

《黄帝内经·灵枢》选读

　　《灵枢》八十一篇，有大量关于经络、穴位和针法、刺法、手法、穴法的内容，为后世提供了学习针术的基础，近代针灸各家，在"针刺手法"和"因病选穴"部分，多有著述。以下内容是《黄帝内经·灵枢》关于"心法""治神"与医者"内在训练"的内容选读，望读者有所留意。

九针十二原第一

　　小针之要，易陈而难入，粗守形，上守神，

　　神乎，神客在门，未睹其疾，恶知其原？

　　刺之微，在速迟，粗守关，上守机，

　　机之动，不离其空，空中之机，清静而微，其来不可逢，其往不可追。

　　知机之道者，不可挂以发，

　　不知机道，叩之不发，

　　知其往来，要与之期，

　　粗之闇乎，妙哉工独有之。

　　此言进针与"守机"，"守神"与"上工"。

　　普通的医生，关注点在身体的关窍；高明的医生，能观察神气的聚散变化，能够虚静以"守机"，"机"之变化运动，在针灸师和病人所在的空间里，那是一种"清净而细微的感受"，其出现，无法预测，当它消散时，也无法追踪或强留。所以不是粗心的、执着于看得见、摸得着形象的人可以体会的。

"机"，在古代有"征兆""机会""灵感"的意思，病人的气机在不断的变化中，有着自己的节律与方向，医生能做的是顺应之、扶助之。针灸师的每一次针刺，应该根据当下的神气变化和能量状态而动。

刺之而气不至，无问其数；刺之而气至，乃去之，勿复针。

……

刺之要，气至而有效，效之信，若风之吹云，明乎若见苍天，刺之道毕矣。

针刺时的感受是非常丰富的，除了当下病人的神色清浊明暗、气之散复盈缩等变化，还会呈现出手下针感的不同，医者身体、经络穴位的感受变化；并带来医者精神空间感、明晰度、内心情感、情绪、头脑的清晰度、念头的变化，乃至所在环境空间的色、味、明暗、松紧等各种细微难测的变化。这些都是"得气"反应的一部分。

如果以上感受完全没有，病人自觉也没有什么变化，说明没有"得气"，所以，每次用多少针，取决于是否得气，以及病人"神气格局"是否完成调整。所以该篇有言："刺之而气不至，无问其数；刺之而气至，乃去之，勿复针。"

持针之道，坚者为宝，正指直刺，无针左右，神在秋毫，属意病者，审视血脉，刺之无殆。

方刺之时，必在悬阳，及与两衡，神属勿去，知病存亡。

此言针刺时，神意当专注而全观。

可以捕捉到当下的秋毫之变，也可以知道邪气进退与病者存亡之势与机。

夫气之在脉也，邪气在上，浊气在中，清气在下。

故针陷脉则邪气出，针中脉则浊气出，针太深则邪气反沉，病益。

此言经脉中邪气所在层次：邪气在上，浊气在中，清气在下。所以浅刺可去邪气，中取浊气出，如针刺过深，邪气反引而入里，病会加重。

逆而夺之，恶得无虚，追而济之，恶得无实，迎之随之，以意和之，针道毕矣。

凡用针者，虚则实之，满则泄之，宛陈则除之，邪胜则虚之，《大要》曰：徐而疾则实，疾而徐则虚。

言实与虚，若有若无，察后与先，若存若亡，为虚与实，若得若失。

虚实之要，九针最妙，补泻之时，以针为之。

此言补泻之手法与心法："以意和之，针道毕矣"与"为虚与实，若得若失"，讲的都是全凭心意用功夫。

"徐而疾则实，疾而徐则虚。"这是手法：缓入而疾出，则补；疾入而缓出，则泻。即现代教科书里的"徐疾补泻"。

虚与实的变化，若有若无，气之来去，若存若亡，非眼耳可测，但经过训练的医生可以以心"直观把握"。依靠直觉，医生可以感受到穴位之中、身体内外的"气之来去"。凭着医生自己的"意愿"，可以加强或者减弱"气之进出开阖"。这就是心法。所以，手法的实施，不仅要依据穴法、刺法和针法，更离不开熟练的"心法"。

关于补泻，病人的基本状态是决定性的，病人本来是虚还是实，决定了补泻效应的结果。

泻曰必持内之，放而出之，排阳得针，邪气得泄，按而引针，是谓内温，血不得散，气不得出也。

补曰随之，随之意，若妄之，若行若按，如蚊虻止，如留如还，去如弦绝，令左属右，其气故止，外门已闭，中气乃实，必无留血，急取诛之。

此言补泻之意象。

故曰：皮肉筋脉，各有所处，病各有所宜，各不同形，各以任其所宜，无实实，无虚虚，损不足而益有余，是谓甚病，病益甚。

此言邪气病势于皮肉筋脉各有所处，慎勿"损不足而益有余"。

睹其色，察其目，知其散复。一其形，听其动静，知其邪正。
右主推之，左持而御之，气至而去之。

此言"直观之道"：观察其色目，知道神气之散复，散复即开阖。观其形、闻其声，因其动静刚柔，而知邪正之标本、浅深、进退。

节之交，三百六十五会，知其要者，一言而终，不知其要，流散无穷，所言节者，神气之所游行出入也，非皮肉筋骨也。

传统中医的治疗会根据虚实、开阖、阴阳、顺逆这些大的原则而进行，此其要者。

所谓穴位，非皮肉筋骨也，是神气"游行出入"之所，这就是所谓的"活穴"。这是一个动态化、能量化的观点，需要医者内在训练的提升，以直观感受。如仅根据穴位定位来确定，恐有刻舟求剑之失。

凡将用针，必先诊脉，视气之剧易，乃可以治也。
五脏之气已绝于内，而用针者反实其外，是谓重竭，重竭必死，其死也静，治之者，辄反其气，取腋与膺；

五脏之气已绝于外，而用针者反实其内，是谓逆厥，逆厥则必死，其死也躁，治之者，反取四末。

五脏之气已绝于内，虚也，当阖之。而用针者反实其外，是引气开散于外，故谓重竭。

里气虚极，阴证也，故其死也静。

治之者，辄反其气，取腋与膺；反者，返也，阖收于内也。

五脏之气已绝于外，里气内壅也，当开之。而用针者反实其内，是误阖误补，里气不达于外也，故谓逆厥，手足不温也。

里气壅实而不得流通，故其死也躁，治之者，反取四末。

邪气脏腑病形第四

虚邪之中身也，洒淅动形。正邪之中人也微，先见于色，不知于身，若有若无，若亡若存，有形无形，莫知其情。

此言正邪与非时之邪气中人之别。

根结第五

气滑则出疾，气涩则出迟，气悍则针小而入浅，气涩则针大而入深，深则欲留，浅则欲疾。以此观之，刺布衣者，深以留之，刺大人者，微以徐之，此皆因气慓悍滑利也。

根据针下气之"滑涩"，以知其人气机之动静缓急，而决定留针时间之长短与针具之大小、刺入之浅深。

故曰用针之要，在于知调，调阴与阳，精气乃光，合形与气，使神内藏。故曰上工平气，中工乱经，下工绝气危生。故曰下工不可不慎也。

这里把针灸师分成了三个水平：上等医生能够"平气"，稳定神机与气机之格局，不光是平衡人体内部能量，同时还要平衡内部与外部世界的能量交流；中等医生一不小心就会帮倒忙，"乱经"体现在治疗上，针刺之后也许症状略有改善，但是把脉后会发现，脉象更不平衡了；最糟糕的医生叫"下工"，劣等的医生会断绝人的神气，危及生命，或者症状虽然暂时平复，但减损了本来的寿命，医患双方还都不知道。

本神第八

黄帝问于岐伯曰：凡刺之法，先必本于神。血、脉、营、气、精神，此五脏之所藏也，至其淫泆离藏则精失，魂魄飞扬，志意恍乱，智虑去身者，何因而然乎？天之罪与？人之过乎？何谓德、气、生、精、神、魂、魄、心、意、志、思、智、虑？请问其故。

凡刺，必本于神，即上文"合形与气，使神内藏"。医者能观神之有余不足、开阖定散、邪正虚实，乃可行针。"魂魄飞扬、志意恍乱、智虑去身者"，小病必重，大病常有难测之危机。

岐伯答曰：天之在我者德也，地之在我者气也，德流气薄而生者也，故生之来谓之精，两精相搏谓之神，随神往来者谓之魂，并精而出入者谓之魄。

生命源于天地能量精神之交感，天给予我们的是"德"，地给予我们的是"气"。个体生命来自父母之精的交感，随之而来的是"先天之神"的进入，然后出现了两种先天的功能："魂"与"魄"。

所以任物者谓之心，心有所忆谓之意，意之所存谓之志，因志而存变谓之思，因思而远慕谓之虑，因虑而处物谓之智。

一切开始于"任物"：我们的心转向外部世界，生出了意象及记忆，这是"意"的作用；意向固化，形成目标，这是"志"；开始思索、推导如何达到、完成，这是"思"；进而运筹规划，这是"虑"；所有这些志意、思虑的能力，称之为"智"。这就是"后天之神"逐步发展的过程。

故智者之养生也，必顺四时而适寒暑，和喜怒而安居处，节阴阳而调刚柔，如是则僻邪不至，长生久视。

是故怵惕思虑者则伤神，神伤则恐惧流淫而不止。因悲哀动中者，竭绝而失生，喜乐者，神惮散而不藏，愁忧者，气闭塞而不行，盛怒者，迷惑而不治，恐惧者，神荡惮而不收。

所以，魂魄属于"先天之神"，志意属于"后天之神"。正常情况下，神统摄魂魄与志意，两者的平衡是健康的基础。现代城市过度信息化、人工化的生活，使得很多人神散而不明，志意过用，情志过极，扰乱了魂魄的安宁。所以，须保持神定而清明，勿使志意过用。

是故五脏主藏精者也，不可伤，伤则失守而阴虚，阴虚则无气，无气则死矣。是故用针者，察观病人之态，以知精神魂魄之存亡得失之意，五者以伤，针不可以治之也。

五脏属阴，主阖收精气，而藏五脏神，故用针者，察观病人之态，以知精神魂魄之存亡得失之意。五者以伤，针不可以治之也。

终始第九

所谓平人者不病，不病者，脉口人迎应四时也，上下相应而俱往来也，六经之脉不结动也，本末之寒温之相守司也，形肉血气必相称也，是谓平人。

此言相应之道，亦诊断之纲。

平人者，脉应四时；人迎、寸口及三部九候"上下相应而俱往来也"；六经之脉没有结代失律；身体躯干与四末温度相应；形肉血气必相称。

凡刺之道，气调而止，补阴泻阳，音气益彰，耳目聪明，反此者血气不行。

所以，气调之后，声音和气色当下会有变化，很多时候，病人和医生都会有耳目聪明、眼前一亮的感觉。如果没有，说明气血还没有运转起来。

春气在毫毛，夏气在皮肤，秋气在分肉，冬气在筋骨，刺此病者各以其时为齐。故刺肥人者，以秋冬之齐；刺瘦人者，以春夏之齐。

针刺的深度，首先要根据病人的能量状态决定，春夏气在皮毛，当浅刺，秋冬气在分肉与筋骨，可深刺。所以肥胖者，气在内，当深刺；瘦人，气在外，可浅刺。以上是深浅的基本原则，还需要因人而异，来决定最终的目的是什么，同样是深刺，对于有的人是泻（瘦、敏感怕针，而里气虚者），有的人则是补（胖而里气虚）。

病痛者阴也，痛而以手按之不得者阴也，深刺之。痒者阳也，浅刺之。病在上者阳也，病在下者阴也。

根据病的深度和在阴在阳，决定针刺深度。病在阴（在内、在下），可深刺；病在阳（在表、在上），浅刺（如痒症）。

凡刺之法，必察其形气，形肉未脱，少气而脉又躁，躁厥者，必为缪刺之，散气可收，聚气可布，深居静处，占神往来，闭户塞牖，魂魄不散，专意一神，精气不分，毋闻人声，以收其精，必一其神，令志在针，浅而留之，微而浮之，以移其神，气至乃休。男内女外，坚拒勿出，谨守勿内，是谓得气。

字面上的意思是把门窗关掉，其实是把眼耳等六根关掉。这段讲的是专心致志，精、气、神合一，这样可以"散气可收，聚气可布"。这种安静、专一于精气神之散聚变化的针刺习惯，可以帮助中医师慢慢体会到人体内部的气血变化和神气往来。

凡刺之禁，新内勿刺，新刺勿内；已醉勿刺，已刺勿醉；新怒勿刺，已刺勿怒；新劳勿刺，已刺勿劳；已饱勿刺，已刺勿饱；已饥勿刺，已刺勿饥；已渴勿刺，已刺勿渴；大惊大恐，必定其气，乃刺之。乘车来者，卧而休之，如食顷乃刺之。步行来者，坐而休之，如行十里顷乃刺之。

凡此十二禁者，其脉乱气散，逆其营卫，经气不次，因而刺之，则阳病入于阴，阴病出为阳，则邪气复生，粗工不察，是谓伐身，形体淫泆，乃消脑髓，津液不化，脱其五味，是谓失气也。

内者，行房也。此言针刺前后患者需要的基本状态。

本脏第四十七

人之血气精神者，所以奉生而周于性命者也。经脉者，所以行血气而营阴阳，濡筋骨，利关节者也。卫气者，所以温分肉，充皮肤，肥腠理，司关合者也。志意者，所以御精神，收魂魄，适寒温，和喜怒者也。

是故血和则经脉流行，营复阴阳，筋骨强劲，关节清利矣。卫气和则分肉解利，皮肤调柔，腠理致密矣。志意和则精神专直，魂魄不散，悔怒不起，五脏不受邪矣。寒温和则六腑化谷，风痹不作，经脉通利，肢节得安矣。此人之常平也。

五脏者，所以藏精神血气魂魄者也。六腑者，所以化水谷而行津液者也。此人之所以具受于天也，无愚智贤不肖，无以相倚也。

志意虽属后天之能，其调节作用亦大，"所以御精神，收魂魄，适寒温，和喜怒者也"。

天年第五十四

失神者死，得神者生也。

行针第六十七

重阳之人，其神易动，其气易往也。

凡此，皆言不同体质心质之人，神气之动静开阖有别也。

上隔第六十八

恬淡无为，乃能行气。

恬淡无为，气乃自行。

官能第七十三

用针之理，必知形气之所在，左右上下，阴阳表里，血气多少，行之逆顺，出入之合。谋伐有过。

此言用针不可拘于症状、主治穴位，当观其形气与神，"左右上下，阴阳表里，血气多少，行之逆顺，出入之合"，看病先看人，知其常，乃知何谓"失常"，乃可"谋伐有过"。

用针之服，必有法则，上视天光，下司八正，以辟奇邪，而观百姓，审于虚实，无犯其邪。

此言上工用针之道。上观天光，知常与变，清与浊，下观地之虚实寒温，观察八个主要节气的正常气候情况，以避开四时八节非时之邪的侵袭。

是得天之露，遇岁之虚，救而不胜，反受其殃。故曰：必知天忌，乃言针意。法于往古，验于来今，观于窈冥，通于无穷，粗之所不见，良工之所贵，莫知其形。若神仿佛。

天之露，与时令不相应的风雨灾害。岁之虚，气运虚衰，气候反常。故曰"必知天忌，乃言针意"。

是故上工之取气，乃救其萌芽，下工守其已成，因败其形。

是故工之用针也，知气之所在，而守其门户，明于调气，补泻所在，徐疾之意，所取之处。

上工"法于往古，验于来今，观于窈冥，通于无穷"，知其前后与往来，故能治未病；下工守其已成，就病论病，故难已。

泻必用员，切而转之，其气乃行，疾而徐出，邪气乃出，伸而迎之，摇大其穴，气出乃疾。

补必用方，外引其皮，令当其门，左引其枢，右推其肤，微旋而徐推之，必端以正，安以静，坚心无解，欲微以留，气下而疾出之，推其皮，盖其外门，真气乃存，用针之要，无忘其神。

此言补泻之操作形式、内心意象及当下感受。

雷公问于黄帝曰：《针论》曰：得其人乃传，非其人勿言。何以知其可传？黄帝曰：各得其人，任之其能，故能明其事。

雷公曰：愿闻官能奈何？黄帝曰：明目者，可使视色；聪耳者，可使听音；捷疾辞语者，可使传论；语徐而安静，手巧而心审谛者，可使行针艾，理血气而调诸逆顺，察阴阳而兼诸方；缓节柔筋而心和调者，可使导引行气；疾毒言语轻人者，可使唾痈咒病；爪苦手毒，为事善伤者，可使按积抑痹。各得其能，方乃可行，其名乃彰。不得其人，其功不成，其师无名。

此言因材施教之理。

审，思维之周密明辨也；谛者，专注仔细而庄重也。

故为针艾者，能语徐而气缓，神定而安静，手灵巧而心审谛，良医也。

故曰：得其人乃言，非其人勿传，此之谓也。手毒者，可使试按龟，置龟于器下，而按其上，五十日而死矣。手甘者，复生如故也。

手毒者，此禀天然克伐之力也，故可使按积抑痹，各得其能也。

大惑论第八十

故神劳则魂魄散，志意乱。

故神不可劳，劳则耗散难复，神机失守，则魂魄散，志意乱。

附录三

《伤寒论》选读

我们选取少量条文，以学习《伤寒论》的临证思路：如何谨察气机，跟随"正气"的虚实变化而相应呈现出病势的进退出入；学习仲景先生选方用药的合机、顺势与适度。

为了便于读者查找，每一条文前标有编号。参考依据《袖珍中医四部经典》（天津科学技术出版社，1999年2月第一版）。

原文下之说明，供读者参考。

原序

论曰：余每览越人入虢之诊，望齐侯之色，未尝不慨然叹其才秀也！怪当今居世之士，曾不留神医药，精究方术，上以疗君亲之疾，下以救贫贱之厄，中以保身长全，以养其生。但竞逐荣势，企踵权豪，孜孜汲汲，惟名利是务，崇饰其末，忽弃其本，华其外而悴其内。皮之不存，毛将安附焉？卒然遭邪风之气，婴非常之疾，患及祸至，而方震栗；降志屈节，钦望巫祝，告穷归天，束手受败。赍百年之寿命，持至贵之重器，委付凡医，恣其所措。咄嗟呜呼！厥身已毙，神明消灭，变为异物，幽潜重泉，徒为啼泣。痛夫！举世昏迷，莫能觉悟，不惜其命，若是轻生，彼何荣势之云哉？而进不能爱人知人，退不能爱身知己，遇灾值祸，身居厄地；蒙蒙昧昧，蠢若游魂。哀乎！趋世之士，驰竞浮华，不固根本，忘躯徇物，危若冰谷，至于是也！

余宗族素多，向余二百。建安纪年以来，犹未十稔，其死亡者，三分有二，伤寒十居其七。感往昔之沦丧，伤横夭之莫救，乃勤求古训，博采众方，撰用《素问》《九卷》《八十一难》《阴阳大论》《胎胪药录》，并《平脉辨证》，为《伤寒杂病论》合十六卷，虽未能尽愈诸病，庶可以见病知源，若能寻余所集，思过半矣。

夫天布五行，以运万类，人禀五常，以有五脏，经络府俞，阴阳会通，玄冥幽微，变化难极，自非才高识妙，岂能探其理致哉！上古有神农、黄帝、岐伯、伯高、雷公、少俞、少师、仲文，中世有长桑、扁鹊，汉有公乘阳庆及仓公，下此以往，未之闻也。

观今之医，不念思求经旨，以演其所知，各承家技，始终顺旧。省疾问病，务在口给，相对斯须，便处汤药；按寸不及尺，握手不及足，人迎、跌阳，三部不参，动数发息，不满五十，短期未知决诊，九候曾无仿佛；明堂阙庭，尽不见察，所谓窥管而已。夫欲视死别生，实为难矣。孔子云，生而知之者上，学则亚之。多闻博识，知之次也。余宿尚方术，请事斯语。

辨太阳病脉证并治

一、太阳之为病，脉浮，头项强痛而恶寒。

里气尚足，中上二焦无亏虚太过，正气有开而外达之力，故邪不能深入，呈现为太阳病：邪正相争在上焦皮表，其势开而向外，故脉浮、头项强痛。

二、太阳病，发热汗出，恶风，脉缓者，名为中风。

中风：太阳病之虚型，里不足，表虚，故恶风；正气无力，邪正相争不盛，故脉缓，相应病势多缓和。

三、太阳病，或已发热，或未发热，必恶寒，体痛，呕逆，脉阴阳俱紧者，名为伤寒。

伤寒：太阳病之实型，里不虚，邪正相争之势强而难解，故人体反应强而痛苦，见"体痛、呕逆、脉阴阳俱紧"。相应病势多急，症状多剧烈。

盖条文所列之症状与脉象，乃仲景指路之标识，重在看本气之虚实有无，阳气之进退开阖，不能执着于症状而用方，需读者由此推演出何种神质、体质会发展为中风，何种神质、体质会发展为伤寒，直至在临床中观人之"神色形态"，而知其阳气水平在阴在阳，病机是容易虚还是实。

四、伤寒一日，太阳受之，脉若静者，为不传；颇欲吐，若躁烦脉数急者，为传也。

传与不传，在里气之虚实，阳气之进退。脉若静者，为里气尚足，邪气不盛，故不传；颇欲吐，若躁烦脉数急者，乃邪胜于正，交争剧烈，为传也。

五、伤寒二三日，阳明少阳证不见者，为不传也。

"阳明少阳**'证'**不见者"，非未见阳明少阳**"症"**。前者重在本气之进退，看的是"中下焦之阳气"，后者重在症状，如发热、便秘、往来寒热、口苦等。故知传与不传，无须待症状出现，当可知之：观其神气、脉象之静躁，胃气、肾气之虚实，乃知本气之开阖，病势之进退。如是，方可谓之"治未病"。

六、太阳病，发热而渴，不恶寒者为温病。若发汗已，身灼热者，名风温。风温为病，脉阴阳俱浮，自汗出，身重，多眠睡，鼻息必鼾，语言难出。若被下者，小便不利，直视失溲；若被火者，微发黄色，剧则如惊痫，时瘛疭；若火熏之，一逆尚引日，再逆促命期。

"风温"乃热在中上焦气分，当以苦平甘凉，佐以微辛甘淡，清降凉疏为正治法。故不得发汗、被下、被火。

七、病有发热恶寒者，发于阳也；无热恶寒者，发于阴也。发于阳，七日愈；发于阴，六日愈。以阳数七阴数六故也。

有发热恶寒者，邪正相争之象，故知正气尚存于内，排邪外出，其势为"开"，故曰发于阳也；无热恶寒者，邪胜于正，正气无力相争，邪气留滞于内，故曰发于阴也。

故三阴三阳之辨，非拘于条文所列之症状，乃从于本气之虚实，而知邪正病势之进退，此乃领会仲景《伤寒论》之根本。

六七之数，不必拘泥，辨证论治，因人而异。

一一、病人身大热，反欲得衣者，热在皮肤，寒在骨髓也；身大寒，反不欲近衣者，寒在皮肤，热在骨髓也。

病机之寒热与欲得衣否，可为参考，不必拘泥。

欲辨寒热虚实真假者，当从人之本气与神气入手，不得拘于病象，故人之神色形态，与中气、元气之有无，饮食、大小二便、汗出、睡眠，乃其根本。

一二、太阳中风，阳浮而阴弱。阳浮者，热自发；阴弱者，汗自出。啬啬恶寒，淅淅恶风，翕翕发热，鼻鸣干呕者，桂枝汤主之。

桂枝汤方：桂枝三两（去皮）　芍药三两　甘草二两（炙）　生姜三两（切）　大枣十二枚（擘）

禁生冷、黏滑、肉面、五辛、酒酪、臭恶等物。

桂枝汤气味，甘一辛二酸三（甘为主，辛次之，酸再次之），中上焦温补阖收之品。非发散驱邪之物，故合于本气不足之中风。中风者，本虚也。以上观点，非经尝药而不能知此。

一四、太阳病，项背强几几，反汗出恶风者，桂枝加葛根汤主之。

桂枝加葛根汤方：葛根四两　麻黄三两（去节）　芍药二两　生姜三两（切）　甘草二两（炙）　大枣十二枚（擘）　桂枝三两（去皮）

上七味，以水一斗，先煮麻黄、葛根，减二升，去上沫；内诸药，煮取三升，去滓，温服一升，覆取微似汗，不须啜粥。余如桂枝法将息及禁忌。

桂枝加葛根汤以"反汗出恶风"为特征，乃太阳中风，本虚也。

其药势，当以桂枝汤久煎而取其味，阖中补气血为主。第三十一条葛根汤，用药、剂量与本方相同，唯煎煮法不同，冀读者自察。

一六、太阳病三日，已发汗，若吐、若下、若温针，仍不解者，此为坏病，桂枝不中与之也。观其脉证，知犯何逆，随证治之。桂枝本为解肌，若其人脉浮紧，发热汗不出者，不可与之也。

"观其脉证，知犯何逆，随证治之"，乃观其脉证，以知阳气之虚实、病机之顺逆，非"随症治之"也。

"桂枝本为解肌"，不必拘泥"解肌"二字，盖桂枝汤甘酸而辛温，阖中补中为主，辛散温通为其辅，适于中虚表不固者。表气郁闭而内有郁热者，如"脉浮紧，发热汗不出者，不可与之也"。

二〇、太阳病，发汗，遂漏不止，其人恶风，小便难，四肢微急，难以屈伸者，桂枝加附子汤主之。

桂枝加附子汤方：桂枝三两（去皮）　芍药三两　甘草二两（炙）　生姜三两（切）　大枣十二枚（擘）　附子一枚（炮，去皮，破八片）

此误发汗或过发汗伤阳，里虚甚，而有三焦失运之象，故见"小便难，四肢微急，难以屈伸者"。

因于太阳病中风不应发汗而误汗，太阳病伤寒可发汗而过汗所致，加入附子，阖收阳气，回阳救逆，复其气机。

二一、太阳病，下之后，脉促，胸满者，桂枝去芍药汤主之。

下之后伤中气，"脉促、胸满"，乃阳气不足之象，芍药者，酸苦凉降，阴也，故去之。

二二、若微恶寒者，桂枝去芍药加附子汤主之。

以方测证，去芍药加附子，此阳气更虚之证。或恶寒，或不恶寒，非关键也，当从神色形态与中气、元气求之。

二三、太阳病，得之八九日，如疟状，发热恶寒，热多寒少，其人不呕，圊便欲自可，一日二三度发。脉微缓者，为欲愈也；脉微而恶寒者，此阴阳俱虚，不可更发汗、更下、更吐也；面色反有热色者，未欲解也，以其不能得小汗出，身必痒，宜桂枝麻黄各半汤。

"得之八九日，如疟状，发热恶寒，热多寒少，其人不呕，圊便欲自可"，此病久，本气不足，邪正相争无力之象；"一日二三度发"，乃阳气起伏之象，发之时，乃阳气回复，邪正交争而发热，然不持久，故"如疟状"。此与少阳之"寒热往来"，厥阴之"厥热胜复"，皆阳气不足，邪正往复交争之象，其本，皆里不足也。

"面色反有热色者，未欲解也，以其不能得小汗出，身必痒，宜桂枝麻黄各半汤"，故以桂枝麻黄各半汤，阖收本气为重，复其三焦气运，非仅仅"小发其汗"也。

二四、太阳病，初服桂枝汤，反烦不解者，先刺风池、风府，却与桂枝汤则愈。

"初服桂枝汤，反烦不解者"，阳气欲伸而不畅之象。里虚之人，表气久已不舒，常阻于头项颈肩，"风池、风府"可解之。

内科杂病，有素体盛而本气虚之人，欲进滋补药者，亦可先行针刺风池、风府，足三里、三阴交等四肢穴位，通行气机，或可免于"虚不受补"之弊。

二五、服桂枝汤，大汗出，脉洪大者，与桂枝汤，如前法；若形似疟，一日再发者，汗出必解，宜桂枝二麻黄一汤。

"大汗出，脉洪大者"，可为阳明之实热，亦可为少阴、厥阴之真虚假热，故单凭此二症状，不足以明之。今"与桂枝汤，如前法"，故知太阳中风证仍在。

"若形似疟，一日再发者，汗出必解，宜桂枝二麻黄一汤"，此非为发汗也，乃阖中以复三焦气运，里气外达，表里和则微汗出，是故"汗"乃副产品，表里和之外象也。以桂枝二麻黄一汤，阖收之力更大于"桂枝麻黄各半汤"，故知此证里气更虚。

二六、服桂枝汤，大汗出后，大烦渴不解，脉洪大者，白虎加人参汤主之。

白虎加人参汤方：知母六两　石膏一斤（碎，绵裹）　甘草二两（炙）粳米六合　人参三两

此与上条类似，"服桂枝汤，大汗出后，脉洪大"，不可以"大烦渴不解"为用"白虎加人参汤"之标指。以方测证，当是内有郁热，服桂枝汤后，阳气充溢于外，然本气尚虚、收阖不足之人。

二七、太阳病，发热恶寒，热多寒少，脉微弱者，此无阳也，不可发汗，宜桂枝二越婢一汤。

桂枝二越婢一汤方：桂枝（去皮）　芍药　麻黄　甘草（炙）各十八铢大枣四枚（擘）　生姜一两二铢（切）　石膏二十四铢（碎，绵裹）

此证如前"麻桂各半"与"桂枝二麻黄一汤"，乃"无阳也，不可发汗"。里虚之证，阖中微运其阳气也。

二八、服桂枝汤，或下之，仍头项强痛，翕翕发热，无汗，心下满微痛，小

便不利者，桂枝去桂加茯苓白术汤主之。

桂枝去桂加茯苓白术汤方：芍药三两　甘草二两（炙）　生姜（切）　白术茯苓各三两　大枣十二枚（擘）

上六味，以水八升，煮取三升，去滓，温服一升。小便利则愈。

加茯苓白术，补中也，因伤于误下也。中虚则邪气顺势而入，无从表而外出之机，故去桂也。综其方药，甘温阖中，佐以酸、微苦，补中运中之用也。其药势与桂枝汤相较，前在中焦而缓降，桂枝汤在中上焦而缓升。

二九、伤寒，脉浮，自汗出，小便数，心烦，微恶寒，脚挛急。反与桂枝欲攻其表，此误也。得之便厥，咽中干，烦躁吐逆者，作甘草干姜汤与之，以复其阳；若厥愈足温者，更作芍药甘草汤与之，其脚即伸；若胃气不和，谵语者，少与调胃承气汤；若重发汗，复加烧针者，四逆汤主之。

甘草干姜汤方：甘草四两（炙）　干姜二两
上二味，以水三升，煮取一升五合，去滓，分温再服。

芍药甘草汤方：白芍　甘草（炙）　各四两
上二味，以水三升，煮取一升五合，去滓，分温再服。

调胃承气汤方：大黄四两（去皮，清酒洗）　甘草二两（炙）　芒硝半升
上三味，以水三升，煮取一升，去滓，内芒硝，更上火微煮令沸，少少温服之。

四逆汤方：甘草二两（炙）　干姜一两半　附子一枚（生用，去皮，破八片）

上三味，以水三升，煮取一升二合，去滓，分温再服。强人可大附子一枚、干姜三两。

"伤寒，脉浮，自汗出，小便数，心烦，微恶寒，脚挛急"，此中阳虚而略有外浮之势，当与桂枝加附子，或人参新加辈，急阖其里气。

桂枝汤亦有阖中补虚之功，何谓"反与桂枝，欲攻其表，此误也"？当知此人乃形气虚而神气极敏感上浮之人，桂枝汤内有生姜桂枝之辛，用后气机更为上浮也。故以平缓之甘草干姜汤，以复其阳，芍药甘草汤以复其阴。此非急症重症之急治也，乃缓和之剂。

故方药之缓急走守，不可不知。

"若胃气不和谵语者，少与调胃承气汤"，此本有胃肠积滞在里之伤寒也；

"若重发汗，复加烧针者，四逆汤主之"，此误重发汗，又误火劫，重伤其阳也。

三〇、问曰：证象阳旦，按法治之而增剧，厥逆，咽中干，两胫拘急而谵语。师曰：言夜半手足当温，两脚当伸。后如师言。何以知此？答曰：寸口脉浮而大，浮为风，大为虚，风则生微热，虚则两胫挛，病形象桂枝，因加附子参其间，增桂令汗出，附子温经，亡阳故也。厥逆，咽中干，烦躁，阳明内结，谵语烦乱，更饮甘草干姜汤。夜半阳气还，两足当热，胫尚微拘急，重与芍药甘草汤，尔乃胫伸。以承气汤微溏，则止其谵语。故知病可愈。

看似桂枝汤证，"按法治之而增剧，厥逆、咽中干、两胫拘急而谵语"，原因何在？一者，本虚而阳浮之体质，故见"脉浮而大"；二者，"加附子参其间，增桂令汗出"，辛热太过也。

此条乃仲景解释前一条文，重点在"寸口脉浮而大"，即本气虚而神气上浮之证，即便是相对平和的桂枝汤，也可能"辛散太过"，故药势必须和病人体质神质、当下气机神机相合也。

三一、太阳病，项背强几几，无汗恶风者，葛根汤主之。

葛根汤方：葛根四两　麻黄三两（去节）　桂枝二两（去皮）　生姜三两（切）　甘草二两（炙）　芍药二两　大枣十二枚（擘）

上七味，以水一斗，先煮麻黄、葛根，减六升，去白沫；内诸药，煮取三升，去滓，温服一升。覆取微似汗。

葛根汤以"无汗恶风"为特征，煎煮法是：水一斗，先煎麻黄、葛根，减六升后（久煎取其味），再内诸药，最后"煮取三升"（桂枝汤煎煮时间短，取其气）。最后的药势，以"麻黄、葛根、桂枝、生姜"发表为主导，"甘草、大枣、芍药"阖中为辅。

三二、太阳与阳明合病者，必自下利。葛根汤主之。

太阳与阳明合病，也可能发热，不一定都"下利"，此邪气下行也，气机下陷也。故以"葛根汤"甘辛而温，阖中而提升阳气，助邪由表而出。亦可看作"逆流挽舟"之又一法。

三三、太阳与阳明合病，不下利，但呕者，葛根加半夏汤主之。

葛根加半夏汤方：葛根四两　麻黄三两（去节）　甘草二两（炙）　芍药二两　桂枝二两（去皮）　生姜二两（切）　半夏半升（洗）　大枣十二枚（擘）

加半夏者，此从权用法，重点还是在葛根汤，温中宣阳达表，升也。可知"呕"乃中虚而表气不畅所致。

即使无半夏，唯有葛根汤，当是格局，即可用之，即可止呕、止利，乃至一切变证。是所谓"万病一法"，处方用药之基准。

三四、太阳病，桂枝证，医反下之，利遂不止。脉促者，表未解也，喘而汗出者，葛根黄芩黄连汤主之。

葛根黄芩黄连汤方：葛根半斤　甘草二两（炙）　黄芩三两　黄连三两

"太阳病，桂枝证"，可知体质偏弱。"医反下之，利遂不止"，此伤中气也，"脉促者，表未解也"，可知中不足而气微陷，故见"利不止"，然此中虚，非"四君子、理中丸"之久病致中气虚证，乃误下，致一时之中气下陷，并邪气由表入里也，故以黄连、黄芩苦坚，固摄中气以降，顺势助邪气下行，非单用以清热解毒也。葛根、甘草提摄中阳，逆流挽舟。

三五、太阳病，头痛发热，身疼腰痛，骨节疼痛，恶风无汗而喘者，麻黄汤主之。

麻黄汤方：麻黄三两（去节）　桂枝二两（去皮）　甘草一两（炙）　杏仁七十个（去皮尖）

太阳病伤寒，邪盛而正气尚充，故交争剧烈，表气闭阻，而见"头痛发热，身疼腰痛，骨节疼痛，恶风无汗而喘"。桂枝助麻黄宣通阳气，透邪外出。此辛温开散之剂。

三六、太阳与阳明合病，喘而胸满者，不可下，宜麻黄汤。

此体质素强盛者，虽合病，病机仍有向外向上而出之势，故"不可下，宜麻黄汤"。

三七、太阳病，十日以去，脉浮细而嗜卧者，外已解也。设胸满胁痛者，与小柴胡汤；脉但浮者，与麻黄汤。

"十日以去，脉浮细而嗜卧者，外已解也"，此处当辨有无太阴、少阴里虚之证，以作鉴别。

"胸满胁痛者"，非小柴胡汤之指征。欲用柴胡，当辨其人是否有中虚而邪正相争往来之证，及表气不畅、里气不和之格局；

"脉但浮者"，亦非与麻黄汤之必要指征，当知其人是否体质尚强，有表气郁闭之格局。

是故研习《伤寒论》者，切勿执之症状，而当以仲景所示之症状，回溯其气机格局，乃明其体质之厚薄强弱、神气之开阖清浊，中气元气之虚实有无。而后以"气味升降"为处方之基准，使药势合于病机，是为正途。

三八、太阳中风，脉浮紧，发热恶寒，身疼痛，不汗出而烦躁者，大青龙汤主之。若脉微弱，汗出恶风者，不可服之；服之则厥逆，筋惕肉瞤，此为逆也。

大青龙汤方：麻黄六两（去节） 桂枝二两（去皮） 甘草二两（炙） 杏仁四十枚（去皮尖） 生姜三两（切） 大枣十枚（擘） 石膏如鸡子大（碎）

此体质强盛者，表闭而邪正交争剧烈，故"脉浮紧，身疼痛，不汗出而烦躁"。

故虚者慎用："若脉微弱，汗出恶风者，不可服之；服之则厥逆，筋惕肉瞤，此为逆也。"

所谓病机者，正气为本，所谓正气者，资源（中下二焦与体质）为本。故，读《伤寒论》，当从条文与方药中省思适宜该方证之人，推知其体质神质、刚柔厚薄、勇怯动静……亦当从日常之接人待物中观之、留意之。

三九、伤寒、脉浮缓，身不疼，但重，乍有轻时，无少阴证者，大青龙汤发之。

此非寒闭，乃湿阻，或伤于外感居处，或本于体质，故大青龙汤非仅用于热证，其药势，为重"开"，以泄表气，但凡体质壅重而有湿热内郁，表气郁闭者，皆可发之。故曰:《伤寒论》之辨证用药，重在辨机辨势，所谓"得其机，顺其势，顾其本，而利其行"。

四〇、伤寒表不解，心下有水气，干呕，发热而咳，或渴，或利，或噎，或小便不利、少腹满，或喘者，小青龙汤主之。

小青龙汤方：麻黄（去节） 芍药 细辛 干姜 甘草（炙） 桂枝（去皮） 各三两 五味子半升 半夏半升（洗）

若渴，去半夏，加栝蒌根三两；若微利者，去麻黄，加荛花（如一鸡子，熬令赤色）；若噎者，去麻黄，加附子一枚（炮）；若小便不利、少腹满者，去麻黄，加茯苓四两；若喘者，去麻黄，加杏仁半升（去皮尖）。

大青龙汤作用于气分，开泄上焦表气而清泻郁热，故以麻黄六两；小青龙汤更在血分，而不以开泄为用，故以干姜、五味子、芍药以阖收中下焦之不足；气味甘酸而辛温，阖收为主，佐以流通，故细辛、麻黄非用以发散开泄，乃助表里之气重续与流通三焦内外，此为"阖中缓运、复其气机"之法，是以麻黄减至三两。

四一、伤寒，心下有水气，咳而微喘，发热不渴，服汤已，渴者，此寒去欲解也，小青龙汤主之。

水气病各有所因，此用小青龙，可知其下元、中阳之不足，乃致三焦气化失运而水气停于心下，故见"咳而微喘，发热不渴"，此皆内外上下失济之象，症状多因人而异，不必执着。知其病机，乃得大端。

"服汤已，渴者，此寒去欲解也"，渴者，此阳气回复流通之象，犹如引擎发动，而需要注水降温，故此"渴"无须治疗，乃诊断之指引也。

四二、太阳病，外证未解，脉浮弱者，当以汗解，宜桂枝汤。

此虚性体质，本气不足，迁延时日而外证未解。脉浮弱，里气不足之象，故以桂枝汤，非发汗法，乃托里扶正之剂，故"汗解"非强发其汗，乃里气得助而表里和合，得微汗而解。故知"汗"乃副产品，非主攻方向，"汗出"意味着表里通畅，此乃诊断病机变化之指引，犹如上条之"渴"。

四三、太阳病，下之微喘者，表未解故也，桂枝加厚朴杏子汤主之。

桂枝加厚朴杏子汤方：桂枝三两（去皮）　甘草二两（炙）　生姜三两（切）　芍药三两　大枣十二枚（擘）　厚朴二两（炙，去皮）　杏仁五十枚（去皮尖）

《伤寒论》中多有"误下""过下"之条文，乃当时药肆多备巴豆、甘遂、大黄配伍之诸多攻下药，普及程度犹如当今之OTC（非处方药），民多居家服之，以为排病之法。虚者竣下后，里气不足，仍以"桂枝汤"为主方，故并非见"喘"而治喘也。

四四、太阳病，外证未解，不可下也，下之为逆。欲解外者，宜桂枝汤。

里气不足之太阳中风，不可下也，下之为逆，更伤中气也。宜桂枝汤，阖中缓开。

里气未虚之太阳伤寒，亦不可下，下之为逆，伤中并气机下陷而有痞证、下利、喘等诸多变证。宜麻黄汤，开泄表气。

四五、太阳病，先发汗，不解，而复下之，脉浮者不愈；浮为在外，而反下之，故令不愈。今脉浮，故知在外，当须解外则愈，宜桂枝汤。

同上，浮为病势尚有外解之机，反下之，故不愈。

四六、太阳病，脉浮紧，无汗，发热，身疼痛，八九日不解，表证仍在，此当发其汗。服药已微除，其人发烦，目瞑，剧者必衄，衄乃解。所以然者，阳气重故也。麻黄汤主之。

鼻衄者，或因气分有热，可以石膏、滑石、白茅根、淡竹叶、生铁落；或因血分有热，可以三黄泻心汤。此条所示，乃强盛体质，阳气郁闭之象，故有"发烦，目瞑"，故曰：阳气重故也。麻黄汤主之。

四七、太阳病，脉浮紧。发热，身无汗，自衄者愈。

同上，多见于年轻壮实者，自衄则表郁自解，里气外达也。

四八、二阳并病，太阳初得病时，发其汗，汗先出不彻，因转属阳明，续自微汗出，不恶寒。若太阳病证不罢者，不可下，下之为逆，如此可小发汗。设面色缘缘正赤者，阳气怫郁在表，当解之熏之。若发汗不彻，不足言，阳气怫郁不得越，当汗不汗，其人躁烦，不知痛处，乍在腹中，乍在四肢，按之不可得，其人短气但坐，以汗出不彻故也，更发汗则愈。何以知汗出不彻？以脉涩故知也。

同上，此亦多见于体质壮实，阳气郁闭者。故见"面色缘缘正赤者，阳气怫郁在表"，故曰："若发汗不彻，不足言，阳气怫郁不得越，当汗不汗，其人躁烦，不知痛处，乍在腹中，乍在四肢，按之不可得，其人短气但坐"，此"以汗出不彻故也，更发汗则愈"。

麻黄汤、麻杏石甘汤、葛根汤、大青龙汤等皆可随证应之。

又，教科书所谓"发汗药"，其实非为发汗而设，乃开表气、行腠理也。用之后，或见汗出，或不见汗出，无妨，唯看表气畅否，表里（中上二焦）及三焦内外通否。故曰，发汗药非取汗，开表是也，通便药非仅为通便，通里气、降邪气是也。

此处"脉涩"，乃表里气不畅，三焦郁闭之象，非虚也。

四九、脉浮数者，法当汗出而愈，若下之，身重，心悸者，不可发汗，当自汗出乃解。所以然者，尺中脉微，此里虚，须表里实，津液自和，便自汗出愈。

证在表气不通，"法当汗出而愈"。"若下之，身重，心悸"，此误治也，里虚也。故"不可发汗，当自汗出乃解。"如何"自汗出"？未必需要用药，待时、保养、慎起居也，待阳气自复，则"表里实，津液自和，便自汗出愈"。

五〇、脉浮紧者，法当身疼痛，宜以汗解之。假令尺中迟者，不可发汗。何以知然？以荣气不足，血少故也。

"尺中迟者，不可发汗"，里虚也。故曰"以荣气不足，血少故也"。临证之时，一望便知。

五一、脉浮者，病在表，可发汗，宜麻黄汤。

此须强盛之质可用。望而知之，非单凭脉象也。

五二、脉浮而数者，可发汗，宜麻黄汤。

脉虽数，未必是里热，表气郁闭尔。

五三、病常自汗出者，此为荣气和。荣气和者，外不谐，以卫气不共荣气谐和故尔。以荣行脉中，卫行脉外，复发其汗，荣卫和则愈。

荣卫不和，以荣气尚足而卫表虚，可以桂枝汤；或以荣气尚足而卫表有寒湿郁热，可以麻黄汤，意在借发汗，以通行腠理。

五四、病人脏无他病，时发热、自汗出而不愈者，此卫气不和也，先其时发汗则愈，宜桂枝汤。

以方测证，里虚不足之象也，故见"时发热、自汗出，而不愈者"。东垣老人以"升阳益胃汤、补中益气汤"主之，可知桂枝汤立旨，非为发汗，乃补中尔。

辨证之际，当明乎"病人脏无他病"，亦无湿、热、食伤之证，否则桂枝汤入口，即为助邪之资粮。

五五、伤寒，脉浮紧，不发汗，因致衄者，麻黄汤主之。

同上，邪正交争而郁闭在内，"衄"者，表气郁结甚也，亦病势外出之机也。衄后不解，可以麻黄汤解之。

五六、伤寒，不大便六七日，头痛有热者，与承气汤；其小便清者，知不在里，仍在表也，当须发汗；若头痛者，必衄，宜桂枝汤。

"不大便六七日，头痛有热者"，此里气不通而有淤热，故与承气汤。
"其小便清者"，无里热也。故"知不在里，仍在表也，宜桂枝汤"。

扩而言之，以麻黄汤、小柴胡汤，亦可治表气不畅之便秘、头痛有热。此之谓"表解里自和"。

五七、伤寒发汗，已解。半日许复烦，脉浮数者，可更发汗，宜桂枝汤。

汗后病势稍退，半日许复烦，此病势又起，见"脉浮数者"，知病在表，故可更发汗。

五八、凡病，若发汗，若吐，若下，若亡血，亡津液，阴阳自和者，必自愈。

此言人之生机，有生生不绝之力，虽久经误治、过用汗吐下，"若发汗，若吐，若下，若亡血，亡津液"，或经正确调治，或未治而正气自复，"阴阳自和者，必自愈"。

五九、大下之后，复发汗，小便不利者，亡津液故也。勿治之，得小便利，必自愈。

同上，虽经大下、误汗，"勿治之，得小便利，必自愈"。
可知医者，当慎用其术，观本气之虚实来复之机，协之、助之、顺之。

六〇、下之后，复发汗，必振寒，脉微细。所以然者，以内外俱虚故也。

同上，大下伤内、误汗伤表，故谓"内外俱虚"。

六一、下之后，复发汗，昼日烦躁不得眠，夜而安静，不呕，不渴，无表证，脉沉微，身无大热者，干姜附子汤主之。

干姜附子汤方：干姜一两　附子一枚（生用，去皮，切八片）

同上，经大下、误汗，"昼日烦躁，不得眠"，阳虚而不得阖收之象，"不呕、不渴，无表证，脉沉微，身无大热者"，此阴证也。

六二、发汗后，身疼痛，脉沉迟者，桂枝加芍药生姜各一两人参三两新加汤主之。

新加汤方：桂枝三两（去皮）　芍药四两　甘草二两（炙）　人参三两大枣十二枚（擘）　生姜四两

新加汤，气温热，而味甘酸，阖收温阳之剂也。

六三、发汗后，不可更行桂枝汤。汗出而喘，无大热者，可与麻黄杏仁甘草石膏汤。

麻黄杏仁甘草石膏汤方：麻黄四两（去节）　杏仁五十个（去皮尖）　甘草二两（炙）　石膏半斤（碎，绵裹）

以方测证，以麻黄、石膏、杏仁相配，气味淡薄而流通，药势降下而透达。而桂枝汤，气味偏厚浊而助热；可知此案主三焦郁闭，有壅滞之象，非甘酸、温补可为。故"不可更行桂枝汤"。

六四、发汗过多，其人叉手自冒心，心下悸，欲得按者，桂枝甘草汤主之。

桂枝甘草汤方：桂枝四两（去皮）　甘草二两（炙）

过发汗后，阳气外泄，里气不足。

六五、发汗后，其人脐下悸者，欲作奔豚，茯苓桂枝甘草大枣汤主之。

茯苓桂枝甘草大枣汤方：茯苓半斤　桂枝四两（去皮）　甘草二两（炙）大枣十五枚（擘）

上四味，以甘澜水一斗，先煮茯苓，减二升；内诸药，煮取三升，去滓，温服一升，日三服。作甘澜水法：取水二斗，置大盆内，以杓扬之，水上有珠子五六千颗相逐，取用之。

本气不足，发汗后气机外散上浮，元气失位，故"其人脐下悸者，欲作奔豚"。此非下焦元气虚衰之证，故以茯苓、大枣阖之，中焦药也，此亦纯虚无邪之证也。

茯苓之用，非在利小便，而在阖中降逆，复行三焦气机也。故以"甘澜水"作煎，取其流通之性。

临床时见心下悸、脐下悸、欲作奔豚之证，或伴有心悸、焦虑、失眠、敏感、血压不稳者；或因真元不足，下焦亏虚；亦或因元气失位；阖而收之即可。

此处未用矿物类药，一者中气已不足，二者非神气受扰之证也。

六六、发汗后，腹胀满者，厚朴生姜半夏甘草人参汤主之。

厚朴生姜半夏甘草人参汤方：厚朴半斤（炙，去皮）　生姜半斤（切）半夏半升（洗）　甘草二两（炙）　人参一两

发汗后，气机外散，中气不足而有邪气者，故以甘草、人参阖收，以半夏、厚朴复其升降之机。

六七、伤寒，若吐、若下后，心下逆满，气上冲胸，起则头眩，脉沉紧，发汗则动经，身为振振摇者，茯苓桂枝白术甘草汤主之。

茯苓桂枝白术甘草汤方：茯苓四两　桂枝三两（去皮）　白术　甘草（炙）各二两

同上，本气不足，误吐下后，中阳更虚，内外表里气机逆乱，故见"心下逆满，气上冲胸，起则头眩，脉沉紧"，再误发汗，则经络空虚，现风动之象，故见"身为振振摇"。此亦纯虚无邪之证也。

此处未用人参、大枣，白芍、五味子等药，一者，因其气机逆上而不畅，人参、大枣恐增其壅滞之压力；二者，白芍、五味子阴药也，气机未复，贸然进之，恐生阻碍而不化。

六八、发汗病不解，反恶寒者，虚故也。芍药甘草附子汤主之。

芍药甘草附子汤方：芍药　甘草（炙）各三两　附子一枚（炮，去皮，破八片）

此阳气真虚也，阖收阴阳之轻剂。

六九、发汗，若下之，病仍不解，烦躁者，茯苓四逆汤主之。

茯苓四逆汤方：茯苓四两　人参一两　附子一枚（生用，去皮，破八片）甘草二两（炙）　干姜一两半

此阳气真虚也，亦阖收阳气之剂也。故自六四条至此，皆误治后之变证，前者六五、六七条乃元气失位，气机逆乱之证，此六八、六九条，乃真虚也。临证之际，当从神色形态、脉象、二便中求之，非从字句里寻思。

七〇、发汗后，恶寒者，虚故也；不恶寒，但热者，实也。当和胃气，与调胃承气汤。

调胃承气汤方：大黄四两（去皮，清酒洗）　甘草二两（炙）　芒硝半升

此本来体实之人，发汗后，"不恶寒，但热者，实也"。故以调胃承气汤。与前述之虚者，其神色形态之异，一望便知。

七一、太阳病，发汗后，大汗出，胃中干，烦躁不得眠，欲得饮水者，少少与饮之，令胃气和则愈。若脉浮，小便不利，微热消渴者，五苓散主之。

五苓散方：猪苓十八铢（去皮）　泽泻一两六铢　白术十八铢　茯苓十八铢　桂枝半两（去皮）

上五味，捣为散，以白饮和服方寸匕，日三服。多饮暖水，汗出愈。如法将息。

此亦强盛体质，可令其"阴阳自和，必自愈"，故曰："欲得饮水者，少少与饮之，令胃气和则愈。"

"若脉浮，小便不利，微热消渴者"，中阳受损，三焦水道不畅之象，故以五苓散主之，猪苓、泽泻、茯苓，皆三焦水道通利药。以白饮和服者，补中气也。白饮，米汤也。

是故中气、元气一衰，变证蜂起，故仲景婆心以示例解说也。

七二、发汗已，脉浮数，烦渴者，五苓散主之。

同上，汗多伤阳而水精失布，见烦渴者，五苓散主之，非白虎之实热证也。当有小便不利。

七三、伤寒，汗出而渴者，五苓散主之；不渴者，茯苓甘草汤主之。

茯苓甘草汤方：茯苓二两　桂枝二两（去皮）　甘草一两（炙）　生姜三

两（切）

以方测证，五苓散运通三焦而补阳气、利水道；茯苓甘草汤，中焦药也。

七四、中风发热，六七日不解而烦，有表里证，渴欲饮水，水入则吐者，名曰水逆，五苓散主之。

同上，三焦失运而水道受阻，故见"不解而烦，渴欲饮水，水入则吐"。

七六、发汗后，水药不得入口，为逆；若更发汗，必吐下不止。发汗吐下后，虚烦不得眠，若剧者，必反复颠倒，心中懊侬，栀子豉汤主之；若少气者，栀子甘草豉汤主之；若呕者，栀子生姜豉汤主之。

栀子豉汤方：栀子十四个（擘） 香豉四合（绵裹）
上二味，以水四升，先煮栀子得二升半；内豉，煮取一升半，去滓，分为二服，温进一服（得吐者，止后服）。

栀子甘草豉汤方：栀子十四个（擘） 甘草二两（炙） 香豉四合（绵裹）
上三味，以水四升，先煮栀子、甘草，取二升半；内豉，煮取一升半，去滓，分二服，温进一服（得吐者，止后服）。

栀子生姜豉汤方：栀子十四个（擘） 生姜五两（切） 香豉四合（绵裹）
上三味，以水四升，先煮栀子、生姜，取二升半；内豉，煮取一升半，去滓，分二服，温进一服（得吐者，止后服）。

发汗吐下后，虚烦不得眠；若剧者，必反复颠倒，心中懊侬，此气机逆乱而上浮之象。豆豉，五味具陈，轻阖缓运胃气之良品。

栀子豉汤，调和中气，轻疏郁热之药。

栀子甘草豉汤，增甘草，缓中补中也。

九六、伤寒五六日，中风，往来寒热，胸胁苦满，嘿嘿不欲饮食，心烦喜呕，或胸中烦而不呕，或渴，或腹中痛，或胁下痞硬，或心下悸、小便不利，或不渴、身有微热，或咳者，小柴胡汤主之。

小柴胡汤方：柴胡半斤　黄芩三两　人参三两　半夏半升（洗）　甘草（炙）生姜（切）各三两　大枣十二枚（擘）

少阳证判定要点，非在以上症状。

而在，一者，中虚也，故"嘿嘿不欲饮食、心烦喜呕"；二者，因本气不足而邪正之交争不彻底，往来而胜负难定，故有"往来寒热"；三者，本气不足，中上焦气机受阻，而三焦气化不利，故症状涉及上中下三焦。故仲景以"或渴，或腹中痛，或胁下痞硬，或心下悸、小便不利，或不渴、身有微热，或咳者"举隅，不一一列举。

九七、血弱气尽，腠理开，邪气因入，与正气相搏，结于胁下。正邪分争，往来寒热，休作有时，嘿嘿不欲饮食，脏腑相连，其痛必下，邪高痛下，故使呕也，小柴胡汤主之。

再论少阳病之机理：血弱气尽状态下的正邪分争。

少阳证乃中气已不足之邪正相争，病机虽在中上焦，或有透疏之机，此柴胡之用也；亦有下陷之势，而见腹中痛之症，此邪气下行也。故曰：其痛必下，邪高痛下。故，后文有大柴胡之法也。

一〇三、太阳病，过经十余日，反二三下之，后四五日，柴胡证仍在者，先与小柴胡汤；呕不止，心下急，郁郁微烦者，为未解也，与大柴胡汤下之则愈。

大柴胡汤方：柴胡半斤　黄芩三两　芍药三两　半夏半升（洗）　生姜五

两（切）　枳实四枚（炙）　大枣十二枚（擘）　大黄二两

以方测证，大柴胡汤有大黄、枳实之血分药，是为少阳腑证，内有积滞也。

小柴胡偏于气分。

一五三、太阳病，医发汗，遂发热恶寒，因复下之，心下痞，表里俱虚。阴阳气并竭，无阳则阴独，复加烧针，因胸烦，面色青黄，肤𥉁𥉁者，难治；今色微黄，手足温者易愈。

发汗后复下，致"心下痞，表里俱虚，阴阳气并竭"，复加烧针，火劫伤阴，同时扰动阳气，"因胸烦，面色青黄，肤𥉁𥉁者，难治"。

今色微黄，手足温者，尚有生机。

一五四、心下痞，按之濡，其脉关上浮者，大黄黄连泻心汤主之。

大黄黄连泻心汤方：大黄二两　黄连一两

上二味，以麻沸汤二升渍之须臾，绞去滓，分温再服。

一五四条，当与一五三合并看之，此亦汗下失机失度，复加烧针而致，煎煮法以麻沸汤（滚烫的开水）渍之须臾，绞去滓，如泡茶，乃取其苦降之气，使上浮动摇的气机回复本位也，非用厚味以泻下清热也。

一五五、心下痞，而复恶寒汗出者，附子泻心汤主之。

附子泻心汤方：大黄二两　黄连一两　黄芩一两　附子一枚（炮，去皮，破，别煮取汁）

上四味，切三味，以麻沸汤二升渍之须臾，绞去滓，内附子汁，分温再服。

同上，痞证之另一型，以方测证，入附子者，阳虚甚也，故有"恶寒汗出"，此阳气不收之象。大黄、黄连、黄芩，以麻沸汤二升渍之须臾，亦取其苦降苦坚阖收之气也，非清热泻火也。

辨阳明病脉证并治

一八〇、阳明之为病，胃家实是也。

一八一、问曰：何缘得阳明病？答曰：太阳病，若发汗，若下，若利小便，此亡津液，胃中干燥，因转属阳明；不更衣，内实，大便难者，此名阳明也。

不同的病人，在伤寒六个层次的呈现，与其本气、本来的体质、神气格局有关。前文大量条文分析了"太阳病，若发汗、若下、若利小便"后种种坏病，以及伤气、伤阳、气机逆乱的各种结果，此处却能够"亡津液，胃中干燥，因转属阳明"，原因不在"亡津液"，而在原本体质强盛，且有积蓄的热或食积在里。仲景以"胃家实"，一言统之。从外象而论，中焦脾胃主肌肉，其气通于四末，可知"肌肉与体力的有无"是辨认之要点。

一八二、问曰：阳明病外证云何？答曰：身热，汗自出，不恶寒反恶热也。

中气充足，肌腠肥厚，抗邪有力之象也。故"身热、汗自出、不恶寒反恶热"。

一八五、本太阳，初得病时，发其汗，汗先出不彻，因转属阳明也。伤寒发

319

热无汗，呕不能食，而反汗出濈濈然者，是转属阳明也。

此"汗先出不彻"，邪气由表外排之机已失，"因转属阳明也"。

"发热无汗，呕不能食，而反汗出濈濈然者"，无表证也，皆中焦失畅之热象，"是转属阳明也"。

此热象，或因邪正相争，或因体内本有郁热积滞，更源自阳明体质之人多身强、腠理致密，阳气充沛，而肌肉与胃肠之间多有壅滞。

一八六、伤寒三日，阳明脉大。

本气充盛之象。

一八七、伤寒脉浮而缓，手足自温者，是为系在太阴。太阴者，身当发黄；若小便自利者，不能发黄。至七八日，大便硬者，为阳明病也。

三阳者，是以本气尚足为主导的邪正斗争过程，故症状多变，而病势发展快而向愈趋势大；三阴者，是以本气不足为基础的邪正斗争过程，故多呈慢性过程，病程久、病势易深入。

太阴者，中焦阳气不足也，脏腑、经络、四肢多呈壅散不收、水湿留滞之象。湿热熏蒸郁而不出，故有发黄之机，然"发黄"并非必然也，必因体内旧有积滞格局而然也。

"若小便自利者"，三焦气化尚有出路，故不发黄。

"至七八日，大便硬者，为阳明病也"，这只是一种可能，全在于病者之本气与体质。并非七八日后，必发展为阳明病也，也可能为少阴病而更甚，亦或转为少阳或厥阴。

故，六个层次的病势进退，必在于本气之有无、阳气之进退。此理解

《伤寒论》之关键。

故，伤寒条文之脉证，乃仲景之举例说明，以演示疾病发展变化的种种可能性，非一人一病之变化可概尽，读者当由条文而自行推估：何人何证可变"太阴"或"发黄"，何人、何种体质、神质，将坏病而病入少阴、厥阴，何种可"由阴转阳"，病愈康复。

太阳—阳明—少阳—太阴—少阴—厥阴，非应仅仅看作为邪气入侵之分界也，乃人体之本气、阳气盛衰之不同水平也，由此而知邪正交争之阶段，与病势之进退也。

故治病必本于人之本气，其背后是先天之体质神质，以及由出生而至今的生活史、疾病史、治疗史……而来到医者面前之当下，呈现出之气机格局。

此之谓医者之全观辨证。故慎不可仅仅执于条文所示之脉象症状而诠注用药。

二〇三、阳明病，本自汗出，医更重发汗，病已瘥，尚微烦不了了者，此必大便硬故也。以亡津液，胃中干燥，故令大便硬。当问其小便日几行，若本小便日三四行，今日再行，故知大便不久出，今为小便数少，以津液当还入胃中，故知不久必大便也。

"阳明病，本自汗出。医更重发汗"，此误也，伤津液，且致气机外散不收也。故尿频而大便难，此里虚而膀胱气化无力，肠腑推动无力。

"今为小便数少，以津液当还入胃中"，亦可理解为"今为小便数少，以阳气渐复，中下焦阖收之力渐回""故知不久必大便也"。因小便的频与不频，可知本气之虚实。本气渐充，自然有力排便。

二〇七、阳明病，不吐不下，心烦者，可与调胃承气汤。

调胃承气汤方：大黄四两（去皮，清酒洗） 甘草二两（炙） 芒硝半升

苦咸寒，而降通。此阳明血分之用药；白虎汤乃阳明气分之用药。

二〇八、阳明病，脉迟虽汗出，不恶寒者，其身必重，短气，腹满而喘；有潮热者，此外欲解，可攻里也；手足濈然汗出者，此大便已硬也，大承气汤主之。若汗多，微发热恶寒者，外未解也，其热不潮，未可与承气汤；若腹大满不通者，可与小承气汤微和胃气，勿令至大泄下。

大承气汤方：大黄四两（酒洗） 厚朴半斤（炙，去皮） 枳实五枚（炙）
芒硝三合

小承气汤方：大黄四两（酒洗） 厚朴二两（炙，去皮） 枳实三枚（大者，炙）

"其身必重，短气，腹满而喘，有潮热者"，此里气郁闭甚也，故"可攻里也"。

后言"攻里"之机与度：

手足濈然汗出者，此大便已硬也，大承气汤主之；

若汗多，微发热恶寒者，外未解也；其热不潮，未可与承气汤；

若腹大满不通者，可与小承气汤微和胃气，勿令至大泄下。

二〇九、阳明病，潮热，大便微硬者，可与大承气汤；不硬者，不可与之。若不大便六七日，恐有燥屎，欲知之法，少与小承气汤，汤入腹中，转矢气者，此有燥屎也，乃可攻之；若不转矢气者，此但初头硬，后必溏，不可攻之，攻之必胀满不能食也。欲饮水者，与水则哕。其后发热者，必大便复硬而少也，以小

承气汤和之。不转矢气者，慎不可攻也。

同上，言"攻里"之机与度，勿过用泻下：

大便不硬者，不可与大承气汤。

不大便六七日，恐有燥屎，欲知之法，少与小承气汤，汤入腹中，转矢气者，此有燥屎也，乃可攻之。矢气者，屁也。

但初头硬，后必溏，不可攻之，攻之必胀满不能食也，溏者，便软不成形，中虚也，故不可攻之。

与水则哕，其后发热者，胃腑之气不畅之象也，然未可以大承气汤攻之，当以小承气汤和之，为稳妥之道。

二一二、伤寒，若吐若下后，不解，不大便五六日，上至十余日，日晡所发潮热，不恶寒，独语如见鬼状。若剧者，发则不识人，循衣摸床，惕而不安，微喘直视，脉弦者生，涩者死；微者，但发热谵语者，大承气汤主之。若一服利，则止后服。

"不大便五六日，上至十余日，日晡所发潮热，独语如见鬼状"，此里气郁闭之甚，热扰神明也，故"若剧者，发则不识人，循衣摸床，惕而不安，微喘直视"。

脉弦者，邪正交炽之象，此脉证相应也，顺也，故生。

涩者，外症凶猛而里气不足也，脉证不合，此为逆也，故曰死，然非必死也。

二一三、阳明病，其人多汗，以津液外出，胃中燥，大便必硬，硬则谵语，小承气汤主之。若一服谵语止者，更莫复服。

阳明病乃"热土"之象，故多见"多汗，津液外出，胃中燥，大便硬"。

二一四、阳明病，谵语，发潮热，脉滑而疾者，小承气汤主之。因与承气汤一升，腹中转气者，更服一升。若不转气者，勿更与之；明日又不大便，脉反微涩者，里虚也，为难治，不可更与承气汤也。

同上，言"攻里"之机与度，勿过用泻下。
"脉反微涩者，里虚也，为难治，不可更与承气汤也"。

二一九、三阳合病，腹满身重，难以转侧，口不仁面垢，谵语遗尿。发汗则谵语；下之则额上生汗，手足逆冷。若自汗出者，白虎汤主之。

白虎汤方：知母六两　石膏一斤（碎）　甘草二两（炙）　粳米六合
以方测证，此阳明气分热也。腑气未结也。白虎汤主之。
发汗多以辛味风药，更煽火势，此误也，故"谵语"；
下之，乃以承气大苦通泄药，而误伤里气，故"额上生汗，手足逆冷"。
故"在气在血"之辨，不可不慎。

二二〇、二阳并病，太阳证罢，但发潮热，手足漐漐汗出，大便难而谵语者，下之则愈，宜大承气汤。

里实热证，故"下之则愈"。

二二二、若渴欲饮水，口干舌燥者，白虎加人参汤主之。

白虎加人参汤方：知母六两　石膏一斤（碎）　甘草二两（炙）　粳米六合　人参三两

以方测证，此阳明气分热，而里气不足也，腑气未结也。白虎加人参汤主之。

二二三、若脉浮，发热，渴欲饮水，小便不利者，猪苓汤主之。

猪苓汤方：猪苓（去皮）　茯苓　泽泻　阿胶　滑石（碎）　各一两

此阳明病之三焦水道失常，以"茯苓、阿胶"阖中，而"猪苓、泽泻、滑石"淡渗通行三焦，引热下行。可与太阳篇之"五苓散""真武汤"参看。

是故，阳明之热可由四途以化解：由表（麻黄、连翘、赤小豆）、气分（白虎汤）、血分（承气汤）、水道（猪苓汤）。

二二四、阳明病，汗出多而渴者，不可与猪苓汤。以汗多胃中燥，猪苓汤复利其小便故也。

此处"汗出多而渴者"，热也，或在气分，或在血分，或已汗出伤精气，白虎加人参汤可也。

二二九、阳明病，发潮热，大便溏，小便自可，胸胁满不去者，与小柴胡汤。

小柴胡汤方：柴胡半斤　黄芩三两　人参三两　半夏半升（洗）　甘草三两（炙）　生姜三两（切）　大枣十二枚（擘）

此阳明病日久，本气不足，转属少阳也。

二三〇、阳明病，胁下硬满，不大便而呕，舌上白苔者，可与小柴胡汤。上焦得通，津液得下，胃气因和，身濈然汗出而解。

同上，舌上白苔者，中气不足也，故以人参、甘草、生姜、大枣阖中托里，柴胡、黄芩、半夏通泄中上焦，引气机上浮出表而解。

"承气剂"之舌，当舌色红而苔厚。

小柴胡之药势，乃"和胃气、通上焦"。

上焦得通，津液得下，胃气因和，身濈然汗出而解，表解里自和也。

二五一、得病二三日，脉弱，无太阳柴胡证，烦躁，心下硬；至四五日，虽能食，以小承气汤少少与微和之，令小安；至六日，与承气汤一升。若不大便六七日，小便少者，虽不受食，但初头硬，后必溏，未定成硬，攻之必溏。须小便利，屎定硬，乃可攻之。宜大承气汤。

同上，言"攻里"之机与度。

"脉弱"者，本气不足也，不可下。

"能食"，正气回复之象，"以小承气汤少少与微和之，令小安"。

"不大便六七日，小便少者，虽不受食，但初头硬，后必溏，未定成硬，攻之必溏。"此本气不足，气化不利，故小便少，不受食，后必溏，故不可攻。

须小便利，屎定硬，乃可攻之，宜大承气汤。

故，必跟随本气之盛衰，而行方药。

辨少阳病脉证并治

二六三、少阳之为病，口苦，咽干，目眩也。

此少阳之外症。

二六四、少阳中风，两耳无所闻，目赤，胸中满而烦者，不可吐下，吐下则悸而惊。

少阳不可吐下，中虚也。故"吐下则悸而惊"。

二六七、若已吐、下、发汗、温针，谵语，柴胡汤证罢，此为坏病。知犯何逆，以法治之。

少阳柴胡证，血弱气尽之体，本气已不足，其抗病修复反应属"时起时落"型，非同太阳阳明阶段，正气充足，邪正斗争清晰分明，再加之误治过治，"若已吐、下、发汗、温针"，可知此坏病，一者难于预测，二者，恐陷入三阴阶段。故仲景曰："知犯何逆，以法治之。"只能临证时因人，当下确定。

辨太阴病脉证并治

二七三、太阴之为病，腹满而吐，食不下，自利益甚，时腹自痛。若下之，必胸下结硬。

太阴主中焦脾胃，此中焦阳气虚损之阶段。或因失治、误治，病势由太阳而阳明，再落入少阳而至太阴；更多是源于患者本在太阴体质之不足状态，虽伤寒初中，即直入太阴。此为临床常见之病机。

故知，辨太阴、少阴或太阳、阳明，全在本气与体质，盖正气为本，邪气为标也。

故太阴见"腹满而吐，食不下，自利益甚，时腹自痛"，中焦虚寒也，故不可下。

二七七、自利不渴者，属太阴，以其脏有寒故也。当温之，宜服四逆辈。

自利，中虚不摄也。

不渴，中寒无阳也。

病入太阴，即病机由阳转阴，阳气日减而难复，病势愈深而邪进，病体已无三阳阶段之相对充沛的空间与正气，慎勿误治，切忌浪用攻下大汗之虎狼药。

故"以其脏有寒故也，当温之"。

二七九、本太阳病，医反下之，因尔腹满时痛者，属太阴也，桂枝加芍药汤主之；大实痛者，桂枝加大黄汤主之。

桂枝加芍药汤方：桂枝三两（去皮） 芍药六两 甘草二两（炙） 生姜三两（切） 大枣十二枚（擘）

上五味，以水七升，煮取三升，去滓，温分三服。本云：桂枝汤，今加芍药。

桂枝加大黄汤方：桂枝三两（去皮） 大黄二两 芍药六两 甘草二两（炙） 生姜三两（切） 大枣十二枚（擘）

上六味，以水七升，煮取三升，去滓，温服一升，日三服。

"太阳病，医反下之"，或因虽太阳证，而有胃肠积滞之象，医者执象而用下药。然表证未解，下之为误，伤中且致气机下陷也。"因尔腹满时痛者，属太阴也",中气虚也,故以桂枝汤阖中而佐以芍药、大黄,引气下行或引邪下行。

二八〇、太阴为病,脉弱,其人续自便利,设当行大黄、芍药者,宜减之。以其人胃气弱,易动故也。

同上,中虚之体,即或有积滞邪气,故曰"设当行大黄、芍药者,宜减之,以其人胃气弱,易动故也"。

辨少阴病脉证并治

二八一、少阴之为病,脉微细,但欲寐也。

少阴主下焦心肾,是为下焦虚损之象也。"脉微细",脉证相应也。少阴病如见脉洪大浮散、坚劲,皆逆也;前因神气失阖将散,后乃邪气独胜之象。

故"但欲寐",顺也,神气自阖以自保也。若见惊狂、烦躁、难寐、转侧不安,亦神气将散,阴阳将离之象,故仲景以四逆诸方救之。

二八二、少阴病,欲吐不吐,心烦,但欲寐,五六日自利而渴者,属少阴也,虚故引水自救;若小便色白者,少阴病形悉具,小便白者,以下焦虚有寒,不能制水,故令色白也。

"欲吐不吐",下焦虚,致中焦无力也。
"心烦,但欲寐",阳虚也。

"五六日自利而渴者"，中下焦阳气虚而失阖，三焦失运水道不畅，故渴，更常见小便频或不畅之水肿之象。

小便清，无里热也。

二八三、病人脉阴阳俱紧，反汗出者，亡阳也，此属少阴，法当咽痛而复吐利。

"脉阴阳俱紧"，里不足也，当阖之。"反汗出者"，不收也，气上浮也，此为逆。故可推测"当咽痛而复吐利"。咽痛，少阴下焦虚而虚火浮上也。复吐利者，中下焦虚而不摄，气机逆乱也。

二八五、少阴病，脉细沉数，病为在里，不可发汗。

发汗则动精、动血、伤津液，泄阳气，致气机外散而里更虚也。

二八六、少阴病，脉微，不可发汗，亡阳故也；阳已虚，尺脉弱涩者，复不可下之。

少阴病，下之则伤中气而泄元气，危矣。

二八七、少阴病，脉紧，至七八日，自下利，脉暴微，手足反温，脉紧反去者，为欲解也，虽烦，下利必自愈。

"至七八日自下利，脉暴微，手足反温，脉紧反去者"，此阳气自复，排邪外出而里气更虚，故"脉暴微"，此危证转缓和也。

必合参天气、地气、饮食、情志、方药之开阖缓急，及原本体质、神质之厚薄刚柔，诸多善缘相助方有此良机也。

未必都能自愈。

二九四、少阴病，但厥无汗，而强发之，必动其血。未知从何道出，或从口鼻，或从目出者，是名下厥上竭，为难治。

谨记。

二九五、少阴病，恶寒身蜷而利，手足逆冷者，不治。

告知病家病势已重，如病家与医者互相信任、同心协力，尤可一试。

二九六、少阴病，吐利、躁烦、四逆者，死。

上下收摄不及，神气外散，阳气不达于四末，真危证也。

三〇〇、少阴病，脉微细沉，但欲卧，汗出不烦，自欲吐。至五六日，自利，复烦躁不得卧寐者，死。

"自利，复烦躁不得卧寐者"，神气将散，阴阳离决之象。

三〇一、少阴病，始得之，反发热脉沉者，麻黄细辛附子汤主之。

麻黄细辛附子汤方：麻黄二两（去节）　细辛二两　附子一枚（炮，去皮，破八片）

此少阴病初起，或素体虚寒之阴实证，本来少阴体质，尚无二九四、二九五、二九六、三〇〇诸多离散之危象，故可以麻黄。

三〇二、少阴病，得之二三日，麻黄附子甘草汤微发汗。以二三日无里证，故微发汗也。

麻黄附子甘草汤方：麻黄二两（去节） 甘草二两（炙） 附子一枚（炮，去皮，破八片）

同上，少阴微发汗，缓和之法。

三〇三、少阴病，得之二三日以上，心中烦，不得卧，黄连阿胶汤主之。

黄连阿胶汤方：黄连四两 黄芩二两 芍药二两 鸡子黄二枚 阿胶三两（一云：三挺）

精虚而神气上浮，非同前之阳气虚损证。苦坚阖收下焦之法。

三〇四、少阴病，得之一二日，口中和，其背恶寒者，当灸之，附子汤主之。

附子汤方：附子二枚（炮，去皮，破八片） 茯苓三两 人参二两 白术四两 芍药三两

中下焦并补之法，故以"茯苓、人参、白术、芍药"，此缓方也。

四逆、麻黄附子细辛汤，皆急方也。

三〇六、少阴病，下利，便脓血者，桃花汤主之。

桃花汤方：赤石脂一斤（一半全用，一半筛末） 干姜一两 粳米一升

上三味，以水七升，煮米令熟，去滓，温服七合；内赤石脂末方寸匕，日三服。若一服愈，余勿服。

亦阖收中下焦之缓法。故以"干姜、粳米"。故知此下利便脓血，绝非

湿热毒证，多见于肿瘤晚期恶病质、老年全身性疾病晚期等终末期疾患所致之消化道黏膜出血，病属下元不摄，血道妄行。

三〇九、少阴病，吐利，手足逆冷，烦躁欲死者，吴茱萸汤主之。

吴茱萸汤方：吴茱萸一升（洗）　人参三两　生姜六两（切）　大枣十二枚（擘）

阖收中下焦之急法。故以"吴茱萸、生姜"之辛通。

三一〇、少阴病，下利，咽痛，胸满，心烦，猪肤汤主之。

猪肤汤方：猪肤一斤

上一味，以水一斗，煮取五升，去滓；加白蜜一升，白粉五合，熬香，和令相得，温分六服。

少阴平补气血之缓方，气味甘平温和。亦可用于精虚血燥、神机敏感之少阴体质。

三一六、少阴病，二三日不已，至四五日，腹痛，小便不利，四肢沉重疼痛，自下利者，此为有水气。其人或咳，或小便利，或下利，或呕者，真武汤主之。

真武汤方：茯苓三两　芍药三两　白术二两　生姜三两（切）　附子一枚（炮，去皮，破八片）

上五味，以水八升，煮取三升，去滓，温服七合，日三服。若咳者，加五味子半升，细辛、干姜各一两；若小便利者，去茯苓；若下利者，去芍药，加干姜二两；若呕者，去附子，加生姜足前为半斤。

少阴水气病，故以附子生姜，为交通表里（肾 - 膀胱）之通行阳气药。可与前之五苓散、猪苓汤互参。

三一八、少阴病，四逆，其人或咳，或悸，或小便不利，或腹中痛，或泄利下重者，四逆散主之。

四逆散方：甘草（炙）　枳实（破，水渍，炙干）　柴胡　芍药

上四味，各十分，捣筛，白饮和服方寸匕，日三服。

此少阴病过程中，有气机阻滞之势，此权变之用，机转则换他药。非少阴常法也。

犹太阳篇见急则救逆之四逆、承气，太阳、厥阴篇见小柴胡之用也。

三一九、少阴病，下利六七日，咳而呕渴，心烦不得眠者，猪苓汤主之。

猪苓汤方：猪苓（去皮）　茯苓　泽泻　阿胶　滑石（碎）　各一两

同上，此即前少阳篇所谓"知犯何逆，以法治之"。

三二〇、少阴病，得之二三日，口燥咽干者，急下之，宜大承气汤。

同上，权变之法，机转则回治少阴本证。

辨厥阴病脉证并治

三二六、厥阴之为病，消渴，气上撞心，心中疼热；饥而不欲食，食则吐蛔。下之，利不止。

厥阴，六经传变之末，阳气衰减之极，邪正阴阳离散而神气衰微之证。气机逆乱而时有停顿之变，故有厥热胜复之象。

三二九、厥阴病，渴欲饮水者，少少与之愈。

此亦人之本能，饮水自救尔，然多饮恐有不化，致伤阳更甚或水气病之虞。故"少少与之愈"。

愈，只是病势发展里可能性的一种，因人而异。

三三四、伤寒先厥后发热，下利必自止，而反汗出，咽中痛者，其喉为痹。发热无汗，而利必自止；若不止，必便脓血；便脓血者，其喉不痹。

以上皆阴阳转化之机辨也，其本，阳气也。

"先厥后发热"，阴转阳也，正复也，故"下利必自止"。

"而反汗出，咽中痛者"，虚阳上浮也，邪气因而上附，故"其喉为痹"。

"发热无汗"，阳复而无开泄失阖之象，故"而利必自止"。

下利，"若不止"，本气虚而气机下陷也，邪气因之顺势而下，故"必便脓血"。

"便脓血者"，邪气下行，故"其喉不痹"。

三三五、伤寒一二日至四五日，厥者必发热，前热者后必厥，厥深者热亦深，厥微者热亦微。厥应下之，而反发汗者，必口伤烂赤。

"厥应下之"，乃当是之时，有可下之机方可也，万不可见厥则下。

"反发汗者"，气机宣上也，故"必口伤烂赤"。此处"必"也未必，或可见头眩、目胀痛、不寐、肤痒、牙龈肿痛……故重在见"证"，而非执

"症"。

厥阴本气极虚，气机神机逆乱而不定，故邪正相争之象，散见于寒热、表里、上下、阴阳，病机变化迅速，生死旦夕。

故少阴、厥阴之证，虽有积滞、气滞、喉痹、便脓血、发热之象，万不可执此外症，而忽略本气之虚实存亡。临证之时，考量患者之体质、详询其发病治疗经过，可以明之。

三三七、凡厥者，阴阳气不相顺接，便为厥。厥者，手足逆冷者是也。

此厥阴之本质："阴阳气不相顺接。"故，由"厥"，可知阳衰，由"热"，可知阳复。

三三八、伤寒，脉微而厥，至七八日肤冷，其人躁无暂安时者，此为脏厥，非蛔厥也。蛔厥者，其人当吐蛔。今病者静，而复时烦者，此为脏寒。蛔上入其膈，故烦，须臾复止，得食而呕又烦者，蛔闻食臭出，其人常自吐蛔。蛔厥者，乌梅丸主之。又主久利。

乌梅丸方：乌梅三百枚　细辛六两　干姜十两　黄连十六两　附子六两（炮，去皮）当归四两　蜀椒四两（出汗）桂枝六两（去皮）人参六两　黄柏六两

上十味，异捣筛，合治之。以苦酒渍乌梅一宿，去核，蒸之五斗米下，饭熟捣成泥，和药令相得；内臼中，与蜜杵二千下，丸如梧桐子大。

"伤寒，脉微而厥，至七八日肤冷，其人躁，无暂安时者，此为脏厥"，此少阴脏厥也，虚躁，手足逆冷。故曰："今病者静，而复时烦者，此为脏寒。"以别于"蛔厥"。

故"乌梅丸主之"。"又主久利"，亦少阴厥阴之证也。

"乌梅丸"与后之"麻黄升麻汤"，配伍精妙得当。

本方以"细辛、附子、蜀椒、桂枝、干姜"，大辛大热，回阳救逆，补中下焦，温达周身表里内外，以复阳气之周流；又以黄连、黄柏苦坚阖收，以复其阴气，坚固动摇散乱之神气格局；人参、当归补元缓中；最后以大剂乌梅、熟饭和为丸，将此大辛大热、大苦大寒之阴阳二气合而为一。

三五六、伤寒六七日，大下后，寸脉沉而迟，手足厥逆，下部脉不至，喉咽不利，唾脓血，泄利不止者，为难治。麻黄升麻汤主之。

麻黄升麻汤方：麻黄二两半（去节） 升麻一两一分 当归一两一分 知母十八铢 黄芩十八铢 葳蕤十八铢 芍药六铢 天门冬六铢（去心） 桂枝六铢（去皮） 茯苓六铢 甘草六铢（炙） 石膏六铢（碎，绵裹） 白术六铢 干姜六铢

"大下后，寸脉沉而迟，手足厥逆，下部脉不至"，里虚甚也。"喉咽不利，唾脓血，泄利不止者"，郁热在上，元气不固之象也，故难治。

此方要在剂量之精当，方以小剂麻黄为君（二两半），升发阳气；

升麻（一两一分）、当归（一两一分）为臣，引血分邪气外出。

后以极小量之知母（十八铢）、黄芩（十八铢）、葳蕤（十八铢），清泄郁热而佐制前三味之辛散升浮，无致过散而助热。

再以极微量之芍药（六铢）、天门冬（六铢）、桂枝（六铢）、茯苓（六铢）、甘草（六铢）、石膏（六铢）、白术（六铢）、干姜（六铢），补中气、益阴也。

以上二方，欲学之者，务必按原方作丸、煎汤，亲尝之。

术语汇编
（按拼音顺序）

表里：八纲辨证中，用以描述病位、邪正斗争层次和病势趋向。外为表，内为里，也可以说上焦为表，下焦为里，或者中焦为表，下焦为里。如言邪气由浅入深的层次可为：皮毛—肌肉—筋骨—脏腑，或上焦—中焦—下焦。表里亦用以描述病势发展：是由表入里（病进、入深），还是由里出表（病退、出浅）。

病机：气机失常的状态，会在物质肉体、能量和精神心理层面产生各种症状与疾病。病机可以是因为神机紊乱，或本气（元气、中气）不足，导致气机失常，经典中医称为"本气自病"；也可能是本气与致病因素邪正斗争的结果。

常：人体本来的正常的神机、气机状态。保持气机的"常"，需要"神"处于"常"的状态：安定、放松、柔和、专注，没有过度的思绪和欲求的干扰；需要"精"的充足与涵藏，这意味着下焦的元气是充沛的，以及中焦的中气充沛和经络的畅达。同时，体内没有严重的病邪，形气神层面也没有严重的阻塞以及虚与实的失衡。

度：医生在调治过程中，顺应"第一个医生"，根据病人的神机、体质、资源及邪正斗争反应状态，明晰使用相应的调治方式与力量（开阖、动静、刚柔、厚薄、寒热……），以保持神机气机的稳定、保存资源和适宜的邪正斗争水平，不至于过强过猛，伤精破气，或阻断正常的抗病排病反应。

机："征兆""机会""灵感"。如神气变化之机、气血开阖之机、虚实转变之机、邪正胜负之机、针刺补泻之机……需要医者静心感受，当下捕捉，得机应对，其来不可逢，其往不可追。

津液：可以理解为资源中"阴"的部分，有滋养濡润的作用。津液是由水谷所化，从动力来看，离不开下焦精气和中焦胃气。欲行补津液者，当从本气求之，以助三焦流通，津液化生，敷布流行。

精：先天之精，化生下焦元气，流通三焦表里内外。其虚实，取决于两大因素：第一，先天所得之禀赋；第二，健康平衡的生活状态，能帮助保养精气，延年益寿。

阖：真气向内回收，这个过程也意味着神气的内阖。这是一个回收精神、气血，修复机体，滋养内在的状态。

开：在生理上，指气机的运行方向"由内而外"趋向体表和外部，多发生于白天、运动时，或社会性的活动。保护机体免于外来邪气的侵袭（上焦气）；帮助消化吸收、顺畅排便（中焦气）；保障排汗和小便顺畅（下焦气充足，三焦功能顺畅）。在治疗上，指帮助人体三焦气机向外打开，以流通表里内外，排除病邪。

逆：言病机与病势之反应与趋势，不利于康复向愈。常因神机受扰、本气严重不足或邪胜于正，而发生"逆证"。如虚人本应显萎软乏力相，却表现出虚亢之相。

气：指代支持任何器官与组织功能正常运行的能量，比如脏腑之气、经络之气、表气、里气等；也可以用来指代致病因素，比如邪气、寒气、湿气、浊气等；还可以用来指代人体内外具有滋养和支持作用的精微能量或信息，比如精气、阴气、阳气、谷气、水气、药气、草木之气、金石之气、天气、地气等。

气机：真气的运行处于"常态"，未受到内外病邪的严重干扰以至失常的状态。气机是整体生命活动的规律与运动方向，揭示了人体各部不同能量的"动力总和"和相对正常的能量格局。

神：总统意志，兼赅魂魄。包括两方面，先天之魂魄，如直觉、本性和躯体生物本能；后天之意志，如心智活动、意识、思维、判断。神机运转，需要充沛的精气，精化生气，气化生神，而神机之常与异，又可影响精气之化生。通常，神病是一切失常的开始，神病会导致气病，久而导致形病。

势：描述病机（邪正斗争）的发展趋向，有表里、出入、开阖、顺逆之别。

收： 同"阖"，用于精神气血开散不阖的调治手段。

相应： 古人用于描述气机、病机、神机、环境、个体、病情、天时、地理是否相和协调的术语。如脉证相应、舌脉相应、天人相应、形气相应、形神相应……

邪气： 指现阶段正气和个体神质、体质，以及当下气机水平无法化解利用的能量，这些能量暂时变为了致病因素，可以是外来的，比如风寒暑湿；也可能来自内伤七情——喜怒忧思悲恐惊。

形： 物质肉体，承载精神气血。

元气： 精化生元气，可以看作是精的阳性功能，气机运转的资本。

真气： 来源于下焦元气、中焦胃气、上焦清气，真气也是整个宇宙能量的一部分。真气可视为人体一切资源的总和，亦是支持人体各部所有运化功能的能量总称。

参考书目

《备急千金要方》，唐，孙思邈

《本草纲目》，明，李时珍

《道德经》，春秋，老子

《古典针灸入门》，（法）仁表（Jacques Pialoux），深圳报业集团出版社，立品图书出品，2010 年

《黄帝内经》，战国至秦汉

《黄帝内经素问译注》，中国人民大学出版社，2010 年

《济生方》，南宋，严用和

《金匮要略》，东汉，张仲景

《景岳全书》，明，张介宾

《兰室秘藏》，宋，李杲

《理瀹骈文》，清，吴师机

《难经》，战国至汉，秦越人

《内外伤辨惑论》，宋，李杲

《脾胃论》，宋，李杲

《伤寒论》，东汉，张仲景

《摄生秘剖》，明，洪基

《摄生众妙方》，明，张时彻

《神农本草经》，东汉

《神农本草经、难经译注》，中国人民大学出版社，2010 年

《太平惠民和剂局方》，宋，陈师文等

《温病条辨》，清，吴鞠通

《小儿药证直诀》，宋，钱乙

《医法圆通》，清，郑钦安

《医方集解》，清，汪昂

《医学衷中参西录》，清，张锡纯

《医宗金鉴》，清，吴谦等

《易经》

《原机启微》，元—明，倪维德

《中医内科：杂病证治新义》，胡光慈，四川人民出版社，1958 年

《针灸大成》，明，杨继洲

《针灸甲乙经》，晋，皇甫谧

《针灸秘验》，彭静山，费久治，辽宁科学技术出版社，1985 年

《针灸问对》，宋，汪机

《珍珠囊》，金，张元素

《正体类要》，明，薛己

《证治准绳》，明，王肯堂

《袖珍中医四部经典》，天津科学技术出版社，1999 年

《朱氏头皮针》，朱明清，香港八龙出版文化服务有限公司，1989 年

De l'auriculotherapie à l'auriculomedecine, Paul Nogier, published by Maisonneuve, 1999

Essentials of Traditional Acupuncture, Beijing academy of

traditional Chinese Medicine.

Guide d' Acupuncture et de Moxibustion, Jacques Pialoux, Fondation Cornelius Celsus

L'oreille et la vie, Dr Alfred Tomatis, published by Robert Laffont, 1977

L'oreille et la voix, Dr Alfred Tomatis, published by Robert Laffont, 1987

Taoist Ways to Transform Stress into Vitality, Mantak Chia, Healing Tao Books

英文版　　　　　致谢

如果没有那么多的朋友的支持与帮助，这本书是不会完成的。在此，谨表达我们深切的感激之情：

我是李辛，感谢我的启蒙老师任林先生，给予我关于传统医学最初且最重要的指引。

感谢我的老师宋祚民先生，跟随他，我得到了传统医学临证思维的训练。

感谢龚树生教授，给予我对传统医药更完整的认识。

感谢葛琦教授，引导我回到传统中医之路。

感谢李慧吉教授和武成教授，我学习了心身医学。

因为他们的指导，为我对传统中医学的理解和临床实践的深入开启了大门。

我也要感谢北京崔月犁传统医学研究中心平心堂诊所的创办人张晓彤先生和刘敏女士，给我创造条件，以传统的方式看诊。在平心堂我工作了近四年，做临床、尝药。本书所有的讨论案例，都来自平心堂门诊。

非常感谢中国战略与管理研究会和北京炎黄国医馆的创办人秦朝英会长、梁维娜副会长，以及炎黄国医馆的贺小贺先生、段克生先生、王山先生，使得我在医馆的工作期间得到提携照顾，获益良多。

感谢上海景康健诊中心，让我得以有灵活的工作时间来完成本书。

感谢我的朋友们给予的支持和帮助：James Heinritz 医生，第一个阅读了完整的手稿，并给予鼓励和建议；Sylvie Martin 医生和我们分享了她对于针灸的深入理解，并向我们介绍了国际针灸无国界学会创办人雅克·皮亚鲁医生和他令人启迪的工作；雅克·皮亚鲁医生允许我们在本书中引用他关于古典针灸能量系统的图表；翟景慧医生协助校对了本书所有方剂的原始剂量；孙皓女士完成了所有图表的设计和绘制；李悦先生协助将英文用词表达得更精确。

感谢徐文波医师、徐文兵医师、刘杰医师、林飏医师，我们一起工作，交流经验，互相促进。

我是克劳迪那·梅赫，感谢我的中医本草老师：Michael Mcintyre 和 Mazin al-Khafaji；我也要感谢我的好朋友，Susan de Talancé 女士，非常有帮助地为我们校订了手稿的英文表达；感谢 Homeira Abrishami 和 Carine Desmonteix，以你们专业的感觉把手稿变成了一本真正的书。

谨向我的导师和朋友，雅克·皮亚鲁先生致以崇高的敬意和感谢。

李辛　克劳迪那·梅赫

2006 年 12 月于北京

感谢我们的家人

感谢我们的病人

所有的祝福，给一切众生

图书在版编目（CIP）数据

回到本源：经典中医启蒙对话录 / 李辛，（法）克
劳迪那·梅赫著 . -- 北京：北京联合出版公司，2022.12（2023.10 重印）

ISBN 978-7-5596-6406-8

Ⅰ．①回… Ⅱ．①李… ②克… Ⅲ．①中医治疗法－
研究 Ⅳ．① R242

中国版本图书馆 CIP 数据核字（2022）第 130116 号

回到本源 ： 经典中医启蒙对话录

作　　者：李　辛　[法]克劳迪那·梅赫
出 品 人：赵红仕
策　　划：乐府文化
责任编辑：牛炜征
责任印制：耿云龙
特约编辑：吴嫦霞
营销编辑：云　子　帅　子
装帧设计：崔晓晋

北京联合出版公司出版
（北京市西城区德外大街 83 号楼 9 层　100088）
北京联合天畅文化传播公司发行
北京美图印务有限公司印刷　新华书店经销
290 千字　787 毫米 ×1092 毫米　1/16　24 印张
2022 年 12 月第 1 版　　2023 年 10 月第 5 次印刷
ISBN 978-7-5596-6406-8
定价：108.00 元
